AF503802

T. 2660.
O. p. t.

RECHERCHES

SUR

L'HYDROCÉPHALE AIGUË.

IMPRIMERIE D'HIPPOLYTE TILLIARD,
RUE DE LA HARPE, N° 88.

RECHERCHES

SUR

L'HYDROCÉPHALE AIGUË,

SUR UNE VARIÉTÉ PARTICULIÈRE

DE PNEUMONIE,

ET SUR

LA DÉGÉNÉRESCENCE TUBERCULEUSE.

PAR A. BERTON,

DOCTEUR EN MÉDECINE DE LA FACULTÉ DE PARIS,
Chirurgien Aide-Major de la Garde Municipale.

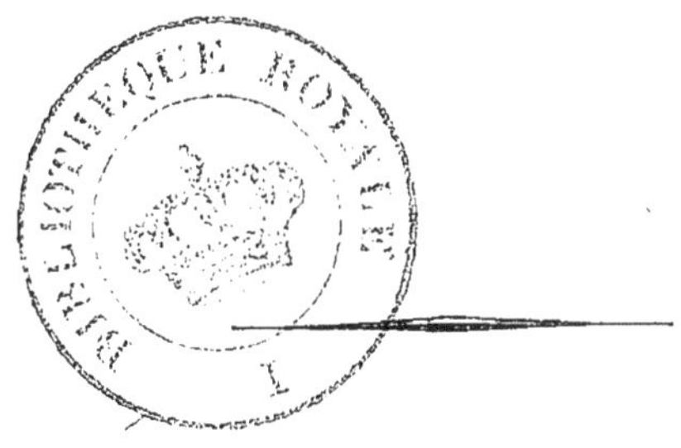

PARIS,

LIBRAIRIE DES SCIENCES MÉDICALES
DE JUST ROUVIER ET E. LEBOUVIER,
RUE DE L'ÉCOLE DE MÉDECINE, 8.

1834.

1.

L'observation et le raisonnement sont les moyens pour arriver à la découverte de la vérité, but que l'on se propose dans la culture de toutes les sciences.

La méthode d'étudier la nature, consistant dans l'application des sens, l'analyse des sensations, la déduction des conséquences.... les théories ne devraient être que *l'expression, la généralisation des faits;* parce que du contrôle de l'action réciproque des deux moyens d'investigation dont il est parlé, résultent seulement des principes solides, rigoureux; que sans ces conditions l'erreur est facile, le doute et la controverse toujours possibles.

L'imperfection des sens rendant quelquefois l'observation incomplète ou impossible, la science resterait stationnaire, inamovible, si l'esprit humain ne pouvait s'éclairer que de leur application directe, si d'autres voies ne lui étaient ouvertes par l'induction. A l'aide de ce flambeau et se guidant sur les faits connus, comme à l'aide de jalons, pour arriver à la connaissance de ceux qui ne le sont pas, il s'avance et pénètre là où l'observation s'arrêtait.

Les résultats ainsi obtenus, contrôlés par l'expérience, résolus par l'analogie, fondés sur la certitude provenant de l'induction, sont encore le produit de l'observation et du raisonnement. Cependant, comme moins les faits sont distants les uns des autres, plus, pour ainsi dire, la chaîne des déductions est serrée; plus ils sont nombreux et patents, plus les principes qui en découlent le sont aussi, plus ils sont à la portée de toutes les vérifications, prêtent d'étendue et de solidité à la science.... Il faut s'attacher à leur recherche; les admettre tous, même ceux qui semblent impliquer contradiction à d'autres précédents.

Les phénomènes fonctionnels morbides de l'organisme, quoique astreints à une certaine uniformité, ne sont pas en effet circonscrits dans un cercle de régularité si étroit, si limité, qu'ils ne puissent subir quelques modifications, soit dans leur nombre, soit dans leur ordre, soit dans leur forme. L'appréciation de telles circonstances est d'autant plus importante, que les dissidences dans les théories proviennent le plus souvent du défaut contraire.

Une certaine conformité, un certain rapport dans les détails semble, il est vrai, donner à une œuvre, en quelque sorte un *fini*, un *air d'achéve-*

ment qui a ses séductions , mais dont le mérite ne consiste certes pas toujours dans la *non élimination* des *cas gênants* , des cas exceptionnels. Et cependant, des principes théoriques, bien qu'exprimant les faits les plus nombreux, les plus ordinaires , doivent également contenir ceux en minorité, et prévoir les particularités, le travail dût-il perdre en attrait ce qu'il gagnera en précision et vérité. Un écueil encore à éviter , est d'édifier sur les cas les moins généraux , de placer la règle où se trouve l'exception.

Dira-t-on que chercher à détruire cette espèce de régularité nosologique résultant de la coïncidence établie d'une manière immuable entre tels caractères physiologiques, par exemple, et tels caractères anatomiques, est s'opposer à l'ordre, à la méthode , empêcher une science de se clore, de devenir exacte?... C'est bien plutôt la servir que de rompre cette prétendue harmonie toute factice, que de ne point admettre ce que dément une observation large et non spéculative.

Ces réflexions préliminaires sont faites dans l'intention de convaincre de tout dégagement d'esprit de système, de propension vers l'éclectisme médical : non pas vers celui basé sur une simple élection parmi les systèmes, consistant seulement dans un choix parmi eux, se résolvant dans l'un d'eux , mais bien vers cet autre plus vrai, plus philosophique qui se révèle par l'exploration et l'appréciation impartiale et incessante des doctrines et des faits.

Ces idées je les ai apportées dans l'étude des maladies des enfants, vaste champ éloigné encore d'être complétement exploité, de l'être d'une manière satisfaisante.

C'est à quelques individualités morbides que je me suis d'abord attaché; et ce sont les résultats de ces premières recherches, faites, soit à l'hopital des enfants, soit dans la pratique civile, recherches longues, difficiles mais consciencieuses, que je publie.

———

II.

L'enfance s'étend depuis la naissance, jusqu'à la puberté. Quelques auteurs, à l'exemple d'Hippocrate, ont divisé en plusieurs parties cette première période de la vie. Hallé la partage en première et seconde enfance; l'une comprenant les deux dentitions, s'étendant de la naissance à l'âge de sept ans; l'autre commençant vers la septième année et se terminant à l'époque des premiers signes de la puberté.

Les subdivisions établies par le savant professeur d'hygiène, dans la première des quatre phases

(v)

de la vie qui constituent les âges, sont peu précises et peu pratiques : une distinction mieux appro-
priée à la pathologie de l'enfance, consiste à diviser
cette époque en deux périodes, la première datant
de la naissance et finissant à la première dentition ;
la seconde partant de là pour atteindre la dou-
zième ou quatorzième année. Dans le premier laps
de temps se distinguent en effet des phénomènes
morbides dépendant de l'accouchement, du changement de vie, des impressions des modificateurs
du dehors sur des organes et des fonctions d'organes rudimentaires ; se remarquent enfin des particularités évidentes et qui méritent d'être étudiées à
part. (*)

La deuxième période dont le terme est fixé à
l'adolescence, époque où s'effacent nuances et modifications physiologiques et pathologiques, où
enfin la pathologie des enfants cesse d'être une
spécialité ; cette période, dis-je, offre aussi de
nombreux caractères spéciaux, et renferme l'intervalle compris entre les deux dentitions, la
plus riche en ce sens.

La prédominence de tels organes, le développement souvent laborieux de ceux-là, l'imperfection

____

(*) J'indiquerai ici l'excellent ouvrage de M. le docteur Billard, qui a eu
l'occasion de se livrer spécialement à l'étude des maladies de la première
enfance.

de ceux-ci... telles sont les causes probables de toutes ces particularités. Du reste, les médecins qui ont écrit sur les maladies des enfants, sont loin d'être d'accord sur les prédominences organiques, et par suite sur les dispositions morbifiques chez les enfants. Cette prédominence appartient au cerveau selon quelques uns, aux organes digestifs selon quelques autres est le système nerveux qui est le plus influent, au dire de plusieurs; c'est enfin le système circulatoire ou celui des vaisseaux lymphatiques, suivant un non moins grand nombre. Les conséquences de ces manières de voir sont d'admettre exclusivement ou presque exclusivement les maladies des organes prédominants.

Alphonse Leroy, partisan de l'opinion de Sthahl et d'Hoffmann sur la constitution des enfants, voit dans la tête le siége de toutes leurs maladies aiguës.

Etmuller trouve la source des maladies du jeune âge dans l'état de langueur des organes digestifs.

Gardien prescrit les toniques afin d'augmenter l'action des glandes et des vaisseaux lymphatiques.... etc. D'autre part, les maladies de l'enfance ont été considérées comme différant entièrement de celles des autres âges. Harvé, Armstrong, prétendent que les enfants ne sont pas sujets au nombre des maladies aiguës et chroniques des adultes : et l'on sait l'importance presque exclusive qui fut accordée aux maladies vermineuses.

La vérité est que les enfants sont sujets à toutes les maladies des adultes, et qu'ils sont en outre disposés à quelques affections particulières... N'en aurait-on que cette preuve : que toutes les sources de la vie, les éléments, les rouages de l'organisme agissent ou se développent activement chez eux ; que les organes et les fonctions d'organes ont alors tout à la fois à s'occuper d'entretien, de conservation et de progrès ; qu'enfin le surcroît d'exigences fonctionnelles et organiques augmente les chances de trouble , de dérangement.... de maladie.

MÉNINGO-ENCÉPHALITE,

FIÈVRE CÉRÉBRALE, HYDROCÉPHALE-AIGUE,
HYDRENCÉPHALE, OU ENCÉPHALITE MÉNINGITE,

Quoique la maladie, diversement désignée sous les noms d'hydrocéphale aiguë, d'hydrencéphale, de fièvre cérébrale, de méningo-encéphalite des enfants, etc., ne soit pas encore, pour ainsi dire, de vieille date ; que son inscription dans les cadres nosographiques ne remonte guère qu'au temps des recherches modernes des médecins anglais et de ceux de Genève, déjà une foule de publications ont pris pour texte un semblable sujet.

De nos jours, c'est presque genéralement à la doctrine de l'irritation que l'on rattache ce que l'on sait sur la cause prochaine et la nature de cette affection : mais il s'en faut que l'on soit aussi d'accord relativement à la désignation du siége anatomique de la lésion qui la constitue.

Ce siége, beaucoup d'anatomo-pathologistes l'indiquent et le fixent ; mais la plupart le font diversement.

C'est dans la membrane séreuse qui revêt les ventricules cérébraux que réside, suivant plusieurs, l'irritation plus ou moins voisine de l'inflammation, ou la phlegmasie elle-même constitutive de l'état morbide dont il est question : Son siége est dans les membranes de la base, suivant d'autres; dans celles de la convexité, suivant ceux-ci ; borné à la substance cérébrale des parois ventriculaires suivant plusieurs. La phlegmasie enfin, selon quelques uns, s'étendrait tout à la fois au cerveau et à ses enveloppes. Chacun rapporte des faits en faveur de son opinion... Il en est en effet pour tous; et de telle sorte même, qu'une assertion ne détruit pas l'autre; et que si l'on oppose les uns aux autres ces avis et documents divers, on trouve en résumé que leurs auteurs tendent collectivement à mettre hors de doute une conséquence en opposition directe avec les conclusions que chacun d'eux avait pris en particulier; savoir : *que des caractères anatomiques variables peuvent se rencontrer à la suite du groupe des symptômes hydrencéphaliques*.

Le degré de fréquence des lésions que démontre l'anatomie pathologique à la suite de l'hydrocéphale aiguë, n'est certes pas le même; et sans contredit, l'épanchement dans les sinus du cerveau, le ramollissement du septum médian, l'épaississement, l'opacité, l'infiltration des membranes de la base, sont les traces cadavériques les plus communes et les plus remarquables de l'affection qui nous occupe. Mais ces altérations ne sont pas les seules que l'on découvre après elle : l'injection des vaisseaux de la superficie des hémisphères cérébraux, l'infiltration ou l'opacité, les exsudations plastiques des enveloppes de la convexité, la rougeur pointillée de la substance cérébrale, existant seules ou en même temps qu'une ou plusieurs des lésions précédentes , se rencontrent fréquemment encore (1); ce qui du reste, n'avait pas échappé, même aux premiers observateurs qui se sont occupés de cette maladie.

En effet, parmi les caractères anatomiques assignés à l'hydrocéphale aiguë par Whytt , Forthergill, Watson, Percival, Ludwig, il est fait mention d'une multitude de points rouges apparaissant à la surface des tranches de la substance cérébrale incisée. Quin , dans l'ouvrage qu'il publia en 1779 sur le même sujet, considère l'hydrocéphale interne comme provenant d'une *accumulation morbide du sang dans les vaisseaux du cerveau.* John Cheyne a observé aussi la réplétion des vaisseaux sanguins de la tête chez des sujets morts d'hydrocéphale aiguë. MM. Billard, Bricheteau, ont parlé de turgescence, d'hypertrophie du cerveau. Dans cette affection, le fait d'une congestion cérébrale est certes plus que suffisant pour expliquer la production des symptômes cérébraux , puisque le plus souvent l'encéphalite est mortelle avant que la suppuration ne s'établisse ; mais ce phénomène organique , qu'il soit le résultat de l'irritation, ou qu'il provienne d'une cause purement mécanique d'une gêne apportée au cours du sang dans le cerveau ou les membranes , peut encore fournir une solution très satisfaisante au problême de l'épanchement ; d'autant plus qu'elle dispense de la supposition de vaisseaux absorbants , exhalants et d'une disproportion également supposée entre l'action réciproque de ces vaisseaux imperceptibles.

Les expériences de M. Magendie sur l'exhalation,

---

(1) Voir les observations.

que l'on peut comparer d'après ce physiologiste, à une sorte d'exsudation, de transsudation, peuvent être rappelées à ce propos; car ce médecin a prouvé que la pression que supporte le sang dans les vaisseaux influe activement sur ce mode de sé-crétion.

Il n'est donc pas besoin qu'une congestion soit active pour qu'un épanchement aqueux en soit la conséquence : la gêne de la circulation, la stase du sang, un obstacle mécanique apporté à son cours suffisent pour en assurer la production. Haller a vn la compression des veines jugulaires être suivie *d'une apoplexie séreuse, d'assoupissement,* etc. Morgagni assure que la compression de la veine cave supérieure par un poumon enflammé, peut amener un épanchement séreux dans le cerveau. Suivant ces deux célèbres pathologistes, de tels résultats seraient au moins ordinaires après les longues ago-nies. Sans énumérer plus longuement d'autres ob-servations et notamment celles d'ascites résultant d'obstruction de troncs veineux, rapportés par MM. Ancelin, Bouillaud, nous constaterons aussi pour notre compte que maintes fois, en examinant les ca-davres d'individus chez lesquels s'était prolongé le râle des agonisants, et bien qu'ils aient succom-bé à des maladies étrangères aux centres nerveux, on trouve de la sérosité épanchée dans les cavités du cerveau; la quantité en est même parfois assez notable, et quoique pendant la vie aucun symp-tôme cérébral ne se soit manifesté. Des cas sem-blables ne sont pas très rares et peuvent servir d'argument contre la nécessité de l'épanchement dans la fièvre cérébrale. Cette dernière opinion at-tribuée à Quin a compté de nombreux partisans. Le docteur Mathey de Genève s'en montre l'ad-versaire. Après avoir insisté sur la difficulté d'établir un diagnostic assuré sur la nature du désordre, sur l'époque de l'épanchement, celle de la mort du malade, il soutient que l'épanchement ne doit pas être regardé comme la cause première ou efficiente de la maladie, mais comme *l'effet*, qui n'est pas toujours *nécessairement* produit, puisqu'on a trouvé souvent les ventricules cérébraux dans un état complet de vacuité, quoique pendant la vie des malades, *les symptômes eussent fait présager l'épanchement*. Ces idées ont été en partie reproduites dans le Dictionnaire des sciences médicales, et c'est dans les *vaisseaux blancs* du cerveau que M. Itard place le siége de l'irritation d'où résulte l'action augmentée des exhalants. Cette opinion est aussi celle du docteur Coindet. Du reste, la primauté de théorie sur l'action disproportionnée des exhalants et absorbants, doit être rapportée à Whytt, auteur du premier mémoire sur l'hydrocéphale aiguë. Coindet, tout en admettant la constance de l'épanchement dans les ventricules cérébraux et dans le canal rachidien, avoue que la compression exercée sur le cerveau par l'épanchement, ne suffit pas pour expliquer les symptômes de la maladie. Dance, dans son mémoire sur l'hydrocéphale aiguë chez l'adulte, rapporte des observations dans lesquelles on voit coïncider des symptômes hydrocéphaliques avec un faible épanchement, ou même avec son absence complète dans les cavités cérébrales. Des faits semblables sont relatés dans l'ouvrage de M. Charpentier : j'en ai consigné quelques-uns à la suite de ce travail. (Obs.)

C'est avec beaucoup de fondement, que l'on a compté parmi les causes déterminantes de l'hydrocéphale interne, les tubercules, les kystes, les hydatides, les tumeurs encéphaloïdes, qu'il n'est pas très rare d'ailleurs de trouver dans la cavité crânienne, particulièrement chez les enfants. On conçoit en effet, comment ces productions accidentelles, suscitant et fomentant par leur présence une inflammation dans les membranes et les cavités du cerveau, peuvent déterminer la manifestation de phénomènes cérébraux. Mais parmi les produits divers que l'on trouve dans le crâne, il en est quelques-uns qui paraissent devoir être bien plutôt considérés comme un effet que comme une cause de *méningo-encéphalite* : tels sont les granulations, qu'en pareille circonstance l'on remarque parfois à la surface des membranes du cerveau, tout-à-fait comparables aux granulations sous-pleurales que l'on rencontre à la suite de quelques pleurésies : leur développement paraît procéder de l'inflammation. Ces granulations se trouvent disséminées vers différents points de la périphérie du cerveau et en plus grande abondance vers la convexité des hémisphères. Elles siégent dans le tissu sous-arachnoïdien, font saillie à la surface interne de l'arachnoïde et adhèrent à cette membrane de telle sorte qu'on pourrait les croire incrustées dans son tissu. Elles ne semblent autre chose que les glandes de Pacchioni hypertrophiées, et parfois même *dégénérées* en tubercules. Dance, dans le mémoire déja cité, rapporte deux ou trois observations dans lesquelles il est fait mention de productions semblables, qu'il rapproche des granulations du poumon. L'analogie me paraît grande aussi, et d'autant que j'envisagerai d'une manière particulière les granulations de Bayle.

Ces corpuscules multiples ne sont pas les seules traces de phlegmasie qui s'offrent sur la convexité des hémisphères cérébraux (Obs.) : l'infiltration, l'opacité des méninges vers cette région, la production de matières plastiques, de pseudo-membranes, etc.. ont été maintes fois signalées , et ces résultats bien constatés prouvent que c'est à tortque MM. Parent et Martinet font consister uniquement l'hydrocéphale aiguë dans une inflammation de l'arachnoïde de la base. C'est sans plus de fondement, qu'une telle opinion a été adoptée et reproduite par M. Senn , dans l'ouvrage duquel d'ailleurs bon nombre d'observations contredisent l'assertion.

Le docteur Coindet de Genève envisage la maladie comme résultat d'une inflammation bornée à la substance cérébrale des parois ventriculaires, *ou qui peut-être s'étend à la membrane* qui les tapisse. Dance définit l'hydrocéphale aiguë , une inflammation siégeant primitivement et quelquefois secondairement dans les ventricules cérébraux, *dans leur membrane interne et la couche de substance cérébrale subjacente* donnant lieu à un épanchement séreux plus ou moins considérable dans ces cavités , plus tard à un ramollissement plus ou moins étendu de leurs parois, se compliquant fréquemment de méningite, sur-tout à la base du cerveau , et produisant une forme de symptômes différente en général de celle de toute autre maladie cérébrale , ce qu'elle doit en partie à son siège particulier, *et sur-tout à l'épanchement qu'elle détermine.* Plusieurs faits rapportés par ce médecin peuvent servir à prouver l'existence de la membrane qui tapisse les ventricules du cerveau et la coïncidence possible de sa phlegmasie dans l'hydrocéphale aiguë , mais ne sauraient faire admettre la nécessité de l'inflammation de la membrane ventriculaire dans cette affection. Car il est très positif aussi que dans des cas nombreux , plus nombreux même , nul indice ne peut faire soupçonner l'état morbide de cette membrane , quoique la maladie en question fût d'ailleurs bien évidemment établie

(Obs.). De plus, c'est qu'il arrive aussi que ce prolongement arachnoïdien présente parfois les caractères anatomiques d'une phlegmasie antécédente, bien que les phénomènes morbides précédemment observés ne puissent nullement être rapprochés de ceux dont l'on est convenu de faire le partage de l'hydrencéphale (Obs).

Rob, Whytt, Forthergill, Watson, Percival, Ludwig, qui, les premiers, ont écrit sur cette maladie, n'ont point manqué de signaler, parmi d'autres altérations, le ramollissement des parois des ventricules du cerveau: il est en effet très commun et n'a échappé presqu'à aucune description, mais il n'est pas immanquable dans l'hydrocéphale aiguë. Beaucoup d'observations déjà publiées en font foi ; quelques-unes rapportées ici viennent encore à l'appui de cette vérité.

Le manque de cohésion de la substance cérébrale, assez souvent limité au trigone et au septum médian, existe souvent ailleurs, même à l'exclusion des parties centrales du cerveau, demeurées fermes et intactes. (Obs.)

Les caractères physiques du ramollissement hydrocéphalique, ne sont pas toujours les mêmes : il n'a pas constamment une *apparence crémeuse* et n'est pas toujours d'un blanc mat, ainsi que le dépeignent la plupart des nosographes : moins souvent encore se présente-t-il *coloré*, quoique l'avis contraire compte quelques partisans, notamment M. Charpentier, qui soutient que la pulpe cérébrale ramollie, dans la maladie qu'il nomme méningo-encéphalite, est jaune, grise ou rose. Néanmoins l'existence, dans l'hydrocéphale aiguë, du ramollissement avec teinte rosée, jaunâtre, avec injection, quoique moins commune, est un fait avéré. (Obs.)

Les travaux de MM. Lallemand et Rostan sur le ramollissement du cerveau, ceux de MM. Cruveilhier
et Louis sur le ramollissement de la membrane muqueuse de l'estomac, ont fixé l'attention sur ces altérations organiques devenues moins rares à mesure
qu'on les a recherchées et étudiées davantage, devenues moins obscures depuis que l'on s'est appliqué à saisir les circonstances sous l'influence desquelles elles se développent.

Lors de la production de cette modification dans
la cohésion des parties organisées, les causes que
l'on voit le plus souvent agir, les symptômes que
l'on voit apparaître, le traitement que l'on reconnaît le mieux réussir, sont autant de preuves qui
viennent attester la nature inflammatoire de semblables altérations ; vérité que, dans un certain
nombre de cas, l'investigation cadavérique vient
confirmer.

Pour le ramollissement cérébral avec coloration
rose, infiltration purulente, etc., point de contes-
tation : son origine toute phlogistique est généralement reconnue et admise. Quant au ramollissement blanc, celui dans lequel la substance cérébrale molle, blanche, floconneuse, tombe diffluente entraînée par un léger filet d'eau, il n'en
est pas de même. C'est lui, au contraire, que quelques auteurs ont désigné comme non inflammatoire,
qu'ils ont considéré comme résultant d'une sorte
d'imbibition, de macération de la pulpe cérébrale
en contact avec l'épanchement séreux. De nombreuses observations, sans y comprendre celles
qu'on trouvera ici (Observ.), ont néanmoins
démontré que cette sorte de ramollissement
pouvait exister sans épanchement, et que par conséquent il ne devait pas être envisagé comme une
conséquence de ce dernier. Qui ne sait d'ailleurs

que dans l'hydrocéphale chronique où l'épanchement est bien autrement abondant et ancien , la
substance du cerveau, loin de tomber en déliquium,
semble avoir acquis une fermeté toute particulière?
Un premier aperçu fait reculer tout d'abord devant
l'idée d'admettre une forme aussi singulière d'altération phlogistique , que celle dépourvue d'un
des attributs les plus généraux de l'inflammation :
la rougeur par injection vasculaire.

Cependant, lors de la production de ce ramollissement , les causes, que le plus ordinairement
aussi on voit agir, les symptômes que l'on saisit ,
le traitement que l'on reconnaît le mieux indiqué,
etc. , sont autant de raisons qui militent en faveur
de sa nature inflammatoire.

On ne refuse pas de croire à l'existence antérieure
d'une bronchite , quand pendant la vie s'est manifesté le concours de signes diagnostiques d'une précision presque mathématique, que l'on sait appar-
tenir à cette affection. On ne refuse pas d'y croire,
et lors même que scrutant le cadavre , on ne découvre (ce qui n'est pas très rare) que de la pâleur ,
une sorte de décoloration , et parfois un ramollissement de la membrane muqueuse des voies
aériennes.

Le ramollissement blanc , le ramollissement gélatiniforme de la muqueuse des organes digestifs
est pareillement considéré par nombre d'observateurs distingués, comme un résultat de la surexcitation de cette membrane.

A propos de ce ramollissement observé chez les
enfants, M. Cruveilhier dit : « peut-on méconnaître
dans les causes de cette maladie , dans le genre de
lésion qui la constitue et dans le traitement qui
lui convient, une irritation vive d'où résulte un
afflux répété des liquides blancs destinés sans doute

à l'exhalation , mais qui trouvant une texture trop délicate , distendent , désorganisent les tissus , et les pénètrent comme un corps inerte. »

Ces arguments fondés sur l'analogie sont plus que des probabilités ; car , outre la faculté de reconnaître l'existence et les attributs extérieurs des corps au moyen des organes sensoriaux , d'autres éléments de certitude sont fournis à l'esprit humain par l'induction.

Cet état particulier de mollesse de la substance cérébrale est occasioné , selon M. Denis (*) , par une sécrétion séreuse exhalée interstitiellement , qui détruit la cohésion de la pulpe nerveuse ; et ce n'est qu'à l'action surexcitante qui s'exerce sur l'encéphale , qu'est dû l'appel des fluides blancs et par suite un tel ramollissement.

Ne peut-on ajouter , afin d'expliquer le manque de rougeur, que les vaisseaux sanguins résistant davantage et plus long-temps à la désorganisation que la pulpe cerébrale , l'absorption du sang qu'ils contiennent s'opère (ne serait-ce qu'au moyen des veines) ; ce qui rendrait compte du défaut d'épanchement, de l'espèce de retrait de ce dernier , de l'absence de toute injection.

Avant de rien déduire de l'examen précédent des caractères anatomiques relatifs à l'hydrocéphale aiguë , il convient de passer aux caractères physiologiques envisagés isolément, ou mis en regard des lésions cadavériques.

Telle est d'abord l'esquisse de cette maladie tracée par Dance :

« Au début , céphalalgie violente accompagnée d'étourdissements et de somnolence , lenteur re-

---

(*) Denis , Maladies des enfants nouveau-nés 1826.

marquable du pouls, contrastant avec son accélé-
ration demesurée aux approches de la mort ; absence de phénomènes fébriles au début, en opposition apparente avec les effets probables d'une phlegmasie aiguë occupant le foyer de l'innervation , le
centre des sympathies ; dilatation et insensibilité
des pupilles portées au plus haut degré dans la dernière période de la maladie; contracture des avant-
bras ; raideur du cou et même du tronc imitant
parfois la rigidité tétanique ; enfin expression de
stupidité de la face, en rapport avec l'affaissement
et la dégradation des facultés intellectuelles; résolution paralytique des membres , suivie bientôt
d'un coma complet et d'un collapsus général. »

Robert Whytt divisait l'hydrocéphale aiguë en
trois périodes : d'après l'état du pouls , fréquent et
irrégulier dans la première , rare dans la seconde,
fréquent et petit dans la troisième. Dance adoptant
ces idées , rattache la lenteur du pouls dans la seconde période , aux phénomènes de compression
du cerveau , attribue son accroissement progressif,
puis enfin sa fréquence dans la dernière période ,
au travail du ramollissement. Il rappelle et invoque
à ce propos ce qui se passe après l'hémorrhagie
cérébrale , lorsque les parois du foyer sanguin
viennent à s'enflammer , et qu'un ramollissement
succède à l'épanchement. S'il en était ainsi, ajoute-
t-il , l'appréciation du pouls devrait mériter une
certaine importance comme moyen diagnostique,
dans l'hydrocéphale aiguë : sa lenteur indiquant
un épanchement , sa fréquence un ramollissement.

M. Guersent admet aussi la lenteur et l'irrégularité
du pouls dans la seconde période des inflammations
méningiennes, mais non cependant d'une manière
absolue.

Selon M. Itard , si le pouls est constamment très

rare du moment où l'on présume que l'épanchement se forme, il est tel quelquefois dès le début, ou bien il subit chaque jour de fréquentes aberrations, pendant lesquelles il est fréquent et irrégulier.

M. Billard se prononce pour la nécessité de l'épanchement et la lenteur du pouls.

M. Bricheteau rejette au contraire les trois périodes admises par Whytt. Ce médecin n'a guères observé l'irrégularité du pouls que vers la fin de la maladie.

La fréquence du pouls existe toujours dès le début de l'hydrocéphale aiguë ; presque toutes les opinions sont d'accord sur ce point. Quant à sa lenteur admise, à l'exemple de Whytt, comme preuve du passage de l'affection au second degré, comme signe et conséquence de l'épanchement, sa constance, sa corrélation avec le phénomène précédent, sont loin d'être aussi généralement reconnues.

La fréquence continue du pouls pendant le cours de la maladie, semble au contraire être son mode le plus ordinaire, sans être absolu; mode qui comporte, du reste, quelques modifications relatives au développement, à la force et au rythme des pulsations de l'artère. Ainsi, dur et serré ou développé dans le principe, sous la double influence débilitante de la maladie et du traitement, le pouls devient petit, mou, faible sans cesser d'être précipité, et parfois même irrégulier, bien que ce dernier épiphénomène ne se déclare ordinairement que vers la fin de la maladie ou plutôt du malade (Obs.)

M. Maunoir fait remarquer le timbre particulier du cri des enfants affectés d'hydrocéphale aiguë (cri hydrocéphalique).

M. Billard, dans son ouvrage sur les maladies

des nouveau-nés ; M. Dance, dans le Mémoire cité, ont également parlé de ce cri formé par les plaintes, les soupirs et les gémissements arrachés par la douleur. M. Charpentier (*) attribue seulement à la différence d'âge ce qu'offrent d'insolite chez les enfants les cris hydrocéphaliques regardés comme caractéristiques.

On trouve dans Underwood que l'hydrocéphale interne est sur-tout commune entre la 2° et la 10° année ; que l'observation n'a pas prouvé que les enfants qui ont une grosse tête fussent plus disposés que les autres à l'hydrocéphale interne ; que le pouls devient fréquent à mesure que la maladie s'aggrave ; que les malades ne souffrent qu'avec peine la lumière, qu'ils voient les objets doubles, qu'ils ont du délire, etc. Dans la même édition publiée par M. Eusèbe de Salle, avec notes de M. Jadelot, sont recueillis minutieusement les rides et l'expression générale de la face. Le trait oculo-zygomatique est l'indicateur des affections du système cérébro-nerveux ; les traits nasal et génal signalent celles des voies digestives et des viscères du bas-ventre ; le trait labial accompagne les maladies du cœur et des voies aériennes. L'apparition simultanée, la réunion ou la complication de plusieurs de ces rides, démontrent les combinaisons diverses des maladies auxquelles elles appartiennent.

D'après MM. Parent, Martinet et Serres, le délire serait exclusivement produit par la méningite de la convexité.

Les symptômes des inflammations de la pulpe cérébrale proprement dite sont sur=tout marqués,

---

(*) De la nature et du traitement de la maladie dite hydrocéphale aiguë, méningo-encéphalite des enfants, 1829.

suivant M. Lallemant, par les aberrations des fonctions intellectuelles, tandis que ceux de la méningite offrent plus particulièrement des convulsions
avec ou sans délire.

Ce n'est pas l'arachnoïde qui pense, dit M. Rostan (*) : et c'est à tort que l'on a prétendu que le
délire etait un signe de l'arachnitis, car l'inflammation des membranes du cerveau ne le produit
qu'en agissant sur ce dernier par sympathie. D'a-
près ce médecin, l'altération de l'intelligence peut
dépendre d'une lésion générale ou circonscrite du
cerveau ; mais cet organe étant double, la portion
saine peut suppléer à la portion malade , et il peut
arriver dans ce dernier cas, que l'intelligence ne soit
pas lésée : d'où il résulte enfin que l'altération de
l'intelligence , quoique pouvant dépendre d'une
lésion circonscrite , ne peut faire distinguer cette
lésion. Il n'en est pas de même pour la locomotion.

Selon M. Denis, les phlegmasies cérébrales sont
communes chez les enfants, moins cependant après
la naissance qu'après le sévrage. Leurs causes sont
principalement la réaction de l'état inflammatoire
de l'estomac et des intestins , la constipation idio-
pathique, la brusque disparition des exanthèmes ,
l'action de la chaleur. Comme symptômes propres
à l'encéphalite, il note l'agitation , les convulsions
passagères des yeux et de la bouche. Ensuite, selon
l'altération qui se produit , soit épanchement sanguin , soit ramollissement et suppuration , il se manifeste par l'effet du premier, de la paralysie et du
coma , probablement très légers ; enfin par l'effet
des deux autres, de la contracture et du coma. Quoi-

____

(*) Rostan. Traité de Diagnostic 1826.

que les convulsions aient été observées dans ces divers cas, on ne peut expliquer pourquoi elles manquent souvent.

L'arachnoïdite cérébrale ventriculaire, toujours selon le même auteur, donne lieu moins à de l'agitation qu'à des convulsions fortes, puis bientôt à du coma : dans ce dernier cas il y a hydrocéphale aiguë. Dans les affections cérébrales, on remarque ce que M. Denis appelle de l'agitation encéphalique. La douleur se manifeste au dehors par des cris, des tremoussements, un air d'anxiété particulier; les traits du visage sont contractés, le visage rougit et pâlit successivement; il passe aussi du froid au chaud, et réciproquement. La fontanelle antérieure bat avec intensité; il y a de l'insomnie, des réveils en sursaut, etc.. etc.

Suivant M. Billard (Maladies des Enfants, 1828), l'inflammation des méninges donne presque toujours lieu, chez les très jeunes enfants, à l'élévation et à la fréquence du pouls. Il y a souvent, en outre, beaucoup d'anxiété et une gêne considérable de la respiration.

Tous les enfants sur les cadavres desquels M. Cruveilhier a trouvé la substance cérébrale ramollie, ont présenté des signes d'irritation, tandis que chez les enfants qui n'offraient point cette altération, il n'a observé que des symptômes de compression.

On trouve dans la même thèse de M. Piquet sur le ramollissement cérébral, 1828.... que dans ce ramollissement les convulsions manquent souvent; que la douleur n'est pas non plus constante que la contracture est, avec la paralysie, le meilleur signe du ramollissement; qu'elles le précèdent.... enfin qu'il s'en faut beaucoup que l'intelligence soit toujours anéantie, car bien des malades con-

(25)

servent leur raison jusqu'au dernier moment.

Dans son *Traité théorique et pratique de l'Hydro-céphale aiguë ou Fièvre cérébrale des Enfants*; Paris, 1829, M. Bricheteau prétend que l'oscilla-tion et la dilatation des pupilles est un des indices les moins équivoques de l'hydrocéphale aiguë; que la fixité des yeux, jointe à la contraction souvent répétée ou permanente des muscles oculaires, sont des signes *très certains* d'un épanchement intérieur. La lenteur et l'irrégularité de la respiration que l'auteur place au nombre des symptômes qui, par leur rareté, sont dignes de peu d'attention, sont au contraire ceux que, d'après MM. Cruveilhier et Guersent, on peut considérer comme les plus constants.

M. Charpentier soutient que l'épanchement ne modifie ni la marche ni les symptômes de la ma-ladie, de manière à révéler sa présence ; que la dénomination d'hydrocéphale est par conséquent inconvenable et même fâcheuse ; que celle de mé-ningo-encéphalite exprime beaucoup mieux une maladie qui n'est autre chose qu'une inflammation combinée du cerveau et des méninges , sans que l'on puisse dire le plus souvent par lequel du cerveau ou de ses annexes , l'inflammation dé-bute : aucun symptôme pathognomonique ne dis-tinguant, dans l'état aigu, l'une de ces phlegmasies de l'autre. Les dissemblances qui existent entre l'hydrocéphale aiguë et la fièvre ataxique, qui , d'a-près ce médecin, n'est aussi qu'une méningo-encé-phalite , tiennent à deux causes : 1º à ce que dans l'hydrocéphale aiguë, la base du cerveau est plus fréquemment enflammée que dans la fièvre ataxique; 2º l'autre cause, qui est la principale, consiste toujours, selon lui, dans les modifications que l'âge apporte dans la vitalité des organes ; de sorte que la maladie change de forme, et non de nature, suivant l'âge des individus.

Selon le même auteur, l'absence du délire chez les enfants affectés de méningite de la convexité tient uniquement à l'état dans lequel se trouvent les facultés intellectuelles à leur âge. Son opinion lui paraît d'autant plus probable, que sur 125 observations d'inflammations des méninges rapportées dans les ouvrages de MM. Parent, Martinet et Serres, il n'en est pas une dans laquelle on ait observé du délire avant la huitième année, et cependant il s'en trouvait treize avec arachnitis de la convexité chez des sujets qui n'avaient pas atteint cet âge. D'un autre côté, le délire existe chez les individus qui ont passé cet âge et sans qu'il soit plus particulier à cette inflammation occupant la convexité, qu'à celle qui est bornée à la base et aux ventricules.

C'est à la différence d'âge encore que M. Charpentier attribue les cris hydrocenphaliques, auxquels on a prétendu attacher quelque importance. La fréquence des convulsions et l'assoupissement lui paraissent tenir aussi à la même cause. Quant à la dilatation des pupilles, à leurs oscillations, à leur insensibilité.... ces phénomènes dépendent, ainsi que les mouvements convulsifs, des globes oculaires, de ce que la base du cerveau est plus fréquemment affectée chez les enfants que chez l'adulte, etc....

Sans étendre plus loin ces citations, il s'agit maintenant, suivant la marche déjà adoptée, d'examiner plus en détail les opinions les plus saillantes, de les grouper, de les comparer entre elles, de les opposer les unes aux autres et avec les résultats de l'observation qui nous est propre, afin de tâcher d'en déduire les conséquences théoriques qui paraîtront les plus précises.

D'abord, quant à la division de la maladie en trois périodes considérée d'une manière générale, elle est admise par tous les auteurs ; mais les avis se partagent au sujet de cette même division basée sur l'état du pouls.

Or, il est certain que les trois variations du pouls admises par Whytt ne sont ni aussi constantes, ni aussi régulières, ni aussi absolument en rapport avec la marche de la maladie, que l'on a voulu le prétendre. De l'aveu même des partisans de l'opinion du médecin écossais, cette triple modification dans les battements de l'artère peut quelquefois ne pas avoir lieu : dès lors ces cas seraient-ils en minorité, ce que je n'admettrai pas, toujours leur *éventualité* doit-elle suffire pour faire adopter un mode de division moins infidèle. Plusieurs médecins distinguent en effet de la manière suivante les trois périodes qu'ils assignent à l'hydrocéphale aiguë : ils admettent 1° une première période dans laquelle sont tout à la fois compris les symptômes précurseurs et ceux d'invasion... 2° une seconde, qui n'est que l'*aggravation* des symptômes d'invasion ; 3° enfin une troisième période ou de *compression*, dont l'acception est déduite de la prétendue nécessité de l'épanchement. Mais à ce compte la séparation entre la première et la deuxième période est évidemment toute artificielle, et la confusion doit en être facile ; puis il faudrait rejeter la dénomination de la troisième période, si elle impliquait absolument l'idée d'un épanchement.

Il semble plus convenable, d'après la succession la plus naturelle, la plus ordinaire des phénomènes et des lésions, d'établir une période d'irritation, caractérisée par la présence seule des symptômes précurseurs, dont un grand nombre se retrouvent, il est vrai, au début de presque toutes les maladies aiguës, mais dont quelques-uns aussi peuvent être regardés ici comme plus spéciaux : tels sont les spasmes , les changements brusques de coloration de la face, les réveils en sursaut, les régurgitations, les vomissements et la céphalalgie.

La seconde période ou d'invasion, comprendrait les symptômes qui indiquent l'invasion de la phleg-masie; puis une dernière période serait marquée par les symptômes généraux et locaux qui annoncent le terme des maladies aiguës, l'épuisement de la vie, l'imminence de la mort, phénomènes auxquels s'en joignent d'autres plus ou moins en rapport avec les lésions organiques indiquées.

Mais il faut le dire, la maladie achève assez fré-quemment son cours sans autre manifestation de phénomènes que celle qui a paru vers son début, arborant seulement, pour ainsi dire en dernier res-sort, les signaux de détresse avant-coureurs du trépas.

D'autres fois la progression du mal est tellement brusque , que la première période semble avoir été franchie, et que l'on ne reconnaît tout d'abord que la seconde.

Au dire de tous les auteurs, la céphalalgie est le symptôme le plus constant. Cette douleur peut n'être point accusée par les malades très jeunes ; elle peut encore, quoique dans des cas très rares, man-quer en effet (Observ.).

Les cris et les gémissements empruntent parfois de l'âge des malades et de leur état de torpeur un timbre particulier ; ils coïncident avec les élans de la douleur et ne doivent être classés que parmi les effets qui en dépendent. Mais l'on ne peut également rattacher à ces crises douloureuses, ainsi que le veut le Dr Dance, les colorations brusques de la face. Ces alternatives de rougeur et de pâleur peuvent s'observer en effet dès les premiers prodromes de la maladie, sur-tout pendant le sommeil non interrompu des malades ; et s'observent encore au déclin de l'affection cérébrale, nonobstant l'état d'engourdissement et d'*insensibilité* dans lequel sont plongés les petits moribonds.

Ces changements passagers de couleur du visage ont plutôt de l'analogie avec ceux que font naître les impressions morales. Rien d'extraordinaire que de tels phénomènes, soumis à l'influence médiate ou immédiate de l'encéphale, surgissent d'une manière insolite, bisarre et comme essentielle pendant le trouble maladif des centres nerveux. Une dernière explication consisterait à les attribuer à des congestions cérébrales sans cesse renouvelées.

Les vomissements, les régurgitations signalent le début de la plupart des phlegmasies viscérales, et ont été aussi rangés parmi les symptômes précurseurs de l'hydrocéphale aiguë. Ils ont ici cette particularité, qu'ils se déclarent fréquemment avant tout autre trouble dans l'état général de la santé, à part quelquefois un peu de tristesse et d'inappétence. Le pouls ne tarde cependant pas à devenir fébrile; dès lors, et quoique les vomissements aient lieu avec une facilité toute spéciale, les secousses répétées de la région diaphragmatique peuvent imprimer à l'épigastre une sensibilité assez grande pour laisser croire à l'existence d'une gastrite. Aussi certain nombre d'enfants hydrencéphaliques admis dans les hôpitaux, ont-ils l'épigastre empreint de piqûres de sangsues.

Chez quelques malades, les vomissements reviennent de loin en loin et persistent ainsi jusqu'à la fin de la maladie.

Les différents degrés de trouble des fonctions de rapport seront prévus pour nous ainsi qu'il suit :

Dès le principe, tendance au sommeil, légère somnolence; dans la deuxième période, indifférence aux objets extérieurs, somnolence, assoupissement; puis enfin vers le dernier terme, somnolence, ou carus; oblitération complète des fonctions intellectuelles et de relation.

Dans des cas exceptionnels, le malade, à peine sommeillant, a des réveils en sursaut, des retours de raison, ou conserve son intelligence jusqu'à la fin. Il est enfin des cas où l'assoupissement est complet dès le commencement de la maladie.

L'apparition du trait oculo-zygomatique; l'*altération particulière* du visage (*habitus*), qui, selon Coindet, *décèle et caractérise* la maladie, sont des épiphénomènes dont on a exagéré l'importance et l'exactitude.

A part l'état des yeux, qui fournissent des données importantes, les caractères tirés de l'expression de la face sont en général assez vagues.

La mauvaise humeur et la souffrance exprimées dans l'hydrocéphale aiguë le sont également dans toute autre maladie avec sensation pénible, douloureuse; il y a cependant cette différence que dans celles où le centre de perceptions reste intact, la faculté de sentir et de souffrir persiste jusqu'à la fin, tandis que dans les affections cérébrales, elle s'émousse et s'abolit quand le matériel de l'organe s'altère.

L'expression de tranquillité et d'impassibilité que l'on remarque au milieu ou au déclin de la méningo-encéphalite, paraissent donc en rapport avec l'abolition de la faculté de sentir; mais c'est à l'état des yeux, à leur fixité, à leur rotation sans but, à leur divergence, à leur grande dilatation pupillaire, qu'il faut plus particulièrement attribuer l'air d'hébétude, de stupidité que présente souvent vers la même époque la physionomie des malades.

Le mouvement oscillatoire des pupilles a d'abord été signalé par le Dr Odier de Genève. Ce mouvement est dû à un état convulsif de l'iris ; il manque souvent et ne doit pas être considéré comme un symptôme particulier à l'hydrocéphale, suivant le Dr Coindet. Il a été dit que M. Bricheteau prétendait que la fixité des yeux, jointe à la contraction souvent répétée ou permanente des muscles oculaires, étaient des signes très certains d'un épanchement intérieur ; que l'oscillation et la dilatation des pupilles étaient un des indices les moins équivoques de l'hydrocéphale aiguë, et par conséquent d'un épanchement présent ou futur. Il a été pareillement exposé que c'était au siége de l'inflammation, vers la base du cerveau, que M. Charpentier paraissait attribuer la dilatation des pupilles, leurs oscillations, leur insensibilité, ainsi que les mouvements convulsifs des globes oculaires.

Dance regarde la dilatation des pupilles comme le symptôme le plus caractéristique de l'hydrocéphale aiguë. Cette dilatation, selon cet auteur, ne devient bien apparente que dans la deuxième période, et n'est portée à son summum d'amplitude qu'aux approches de la mort. Puis il ajoute cette restriction, que, bien qu'elle soit constante et paraisse dépendre de la compression exercée par l'épanchement dans les ventricules cérébraux, elle peut manquer, quoique cet épanchement soit très abondant, ou bien se montrer avec un épanchement très médiocre.

Coindet a encore noté dans la deuxième période de la maladie la vision double, le strabisme, l'irrégularité des pupilles, leur dilatation, et enfin dans la dernière période, la cécité.

Dans son article hydrocéphale aiguë du Dictionnaire de médecine, M. Guersent s'exprime ainsi :

« En mettant de côté tout ce qui appartient aux maladies du cerveau, dont l'hydrocéphale aiguë n'est qu'un effet secondaire, on trouve seulement pour caractères essentiels de l'épanchement les moins variables, un état comateux plus ou moins profond, une dilatation constante de la pupille, une insensibilité complète de la rétine, une certaine fixité des yeux, qui restent souvent entr'ouverts comme dans une sorte d'extase, et enfin dans le dernier degré de la maladie une teinte de la cornée, qui paraît comme privée de vie et souvent couverte d'une petite couche albumineuse. » Ces signes ne sont que les moins variables pour M. Guersent ; car il dit ailleurs que l'épanchement peut avoir lieu sans céphalalgie remarquable, sans injection de la conjonctive, sans oscillation des pupilles, sans strabisme, sans convulsions, sans grincements de dents, sans paralysie incomplète et sans contracture des membres.

Je résumerai ainsi les caractères séméiotiques que l'on peut tirer de l'inspection des yeux : Au début de la maladie, pendant les somnolences ou le sommeil, renversement en arrière des yeux, et occlusion incomplète des paupières, de telle sorte qu'il n'apparaît que le *blanc* de l'œil. En soulevant la paupière supérieure, on aperçoit la cornée dirigée en haut, immobile, et parfois en mouvement par suite de roulement automatique des globes oculaires.

Ces phénomènes se continuent jusque dans les périodes suivantes. Ce n'est guère qu'après la période qui suit les symptômes précurseurs, dans celle d'irritation, que l'on observe la dilatation égale ou inégale des pupilles, leurs oscillations, quelquefois mais plus rarement leur resserrement, le strabisme, la fixité des yeux , l'insensibilité de l'iris , appartiennent plus spécialement à la période de terminaison. Il en est de même de l'enduit muqueux de la cornée, de l'exsudation puriforme de la conjonctive que précède quelquefois la rougeur de cette membrane. Néanmoins tous ces symptômes peuvent s'interrompre s'entre-mêler et changer ainsi leur ordre habituel de succession.

La dilatation et l'oscillation des pupilles n'en sont pas moins les phénomènes les plus constants et les plus persistants; on peut même les voir seuls apparaître et durer pendant tout le cours de la maladie.

Quelquefois l'une , et moins souvent les deux paupières sont tombantes et paralysées.

Dans d'autres circonstances bien moins communes , l'état des yeux n'offre rien de particulier.

Les auteurs ont en général distingué les phénomènes morbides fournis par les organes de la vision, en ceux d'irritation et ceux de compression : le premier ordre comprenant les troubles fonctionnels; la cessation, l'anéantissement des fonctions se rapportant au second. Nul inconvénient à admettre cette distinction , mais sous la réserve que le mot *compression* n'implique point l'idée d'épanchement; car il reste d'ailleurs prouvé, que la pléthore des vaisseaux cérébraux suffit, sinon pour expliquer, du moins pour justifier tout ce qui se passe dans la période à laquelle a été appliquée cette désignation; qu'ainsi que les congestions actives ou passives, les indurations, les ramollissements du cerveau, les épanchements interstitiels dans la substance , sont souvent les seules lésions matérielles que l'on trouve à mettre en regard des symptômes de compression : lésions que l'on doit s'estimer heureux de rencontrer quand parfois rien , ou du moins des lésions cadavériques inappréciables à nos sens, ne peuvent expliquer des phénomènes observés pendant la vie. Pris donc ainsi dans leur acception la plus générale, les symptômes de compression se résumant en phénomènes paralytiques, sont en plus grand nombre, même ceux qui ne se rapportent qu'aux organes visuels, qu'on ne les a présentés dans quelques ouvrages. Ils comprennent en effet la paralysie complète ou incomplète de la rétine, marquée par son insensibilité imparfaite ou absolue à l'action de la lumière; celle de l'iris caractérisée en outre par sa dilatation, ou plutôt par son relâchement ; celle des paupières par leur chute des muscles moteurs de l'œil, par le renversement des globes oculaires et le strabisme : symptôme plus fréquemment dû à la résolution paralytique de quelques muscles des yeux, au manque d'antagonisme qui en résulte qu'à un mécanisme inverse, qu'à la contracture, à la prédominence d'action de quelqu'une de ces forces musculaires.

La calorification conserve quelquefois le type physiologique, mais plus souvent la peau est chaude; et ce qu'il y a de plus remarquable dans cette augmentation de chaleur, c'est qu'elle paraît indépendante de la fréquence du pouls ; car elle se conserve malgré le ralentissement de la circulation. Cette particularité n'avait, du reste, échappé ni à Whytt, ni à Coindet.

Certaines modifications que présentent aussi les mouvements respiratoires ont été recueillies par les observateurs. La lenteur, l'inégalité de la respiration, la respiration suspirieuse ont été signalées, et à titre de fréquence et de continuité méritaient de l'être. On ne saurait donner de ces symptômes une description plus exacte que la suivante, publiée par Dance :

La respiration est lente, douce, tranquille et s'opère sans bruit, sans dilatation apparente du thorax. Ce calme est assez souvent interrompu par des saccades dans l'élévation de la poitrine et par des soupirs involontaires, comme s'il y avait manque d'air dans les poumons, comme si le besoin de l'hématose se faisait sentir, et que les malades cherchassent à y suppléer par de profondes inspirations. Sur la fin, la respiration devient stertoreuse.

Comme trouble de la sensibilité et de la motilité, on a noté les convulsions, les rigidités, les contractures, les paralysies.

Les convulsions, manifestation possible, mais non pas nécessaire, de l'irritation cérébrale directe ou indirecte, se déclarent communément au début ou à la fin de l'hydrocéphale aiguë. Il est possible néanmoins de les voir se succéder pendant le cours entier de la maladie dont la durée est alors moins longue, et le terme fréquemment marqué pendant un accès convulsif.

Il n'est question ici que des convulsions qui se rattachent à l'hydrocéphale aiguë, car il en est d'essentielles existant indépendamment d'autres affections, soit qu'elles résultent de trouble fonctionnel, d'une sorte d'*exagération* dans l'innervation produisant elle-même l'*exagération* de la contractilité musculaire; soit enfin que ces phénomènes spasmodiques aient pour cause une irritation particulière, *nerveuse*, comme l'exprime M. le docteur Roche.

C'est dans les membranes du cerveau que Willis, Hoffman plaçaient le point de départ des convulsions. Parmi les causes d'irritation sympathique du cerveau, celles fournies par les méningites ont été aussi, dans ces derniers temps, plus spécialement et plus nominativement désignées comme les plus puissantes. Les opinions de MM. Lallemand, Parent. Martinet, Denis, etc., à cet égard, ont déjà été citées.

C'est aussi l'inflammation des méninges, que M. Brechet (mémoire sur les causes des convulsions chez les enfants, couronné par le Cercle médical en 1824) considère comme la cause la plus fréquente des convulsions. Suivant ce médecin, la plus légère *inflammation de l'arachnoïde est accompagnée d'agitation et de convulsions cloniques: les convulsions ont lieu du côté opposé à celui de la partie enflammée, et si l'arachnitis occupe les deux côtés, les convulsions sont universelles......*

Il semble, en y réfléchissant, plus rationnel d'attribuer les phénomènes convulsifs aux phlegmasies des enveloppes du cerveau qu'à l'inflammation de l'encéphale lui-même, car, dans le premier cas, l'on conçoit que l'irritation transmise des membranes au cerveau, puisse jeter le trouble dans les fonctions de ce viscère ; tandis qu'il paraît vraisemblable aussi que le résultat d'un travail phlegmasique de la pulpe nerveuse, dût être l'oblitération progressive, puis l'anéantissement de l'action cérébrale.

On a néanmoins des preuves anatomiques nombreuses d'inflammations du cerveau accompagnées de convulsions (1). Et la science possède en non moins grand nombre des cas de méningites, avec absence de pareils phénomènes. A en juger même par ce qui se passe dans l'hydrocéphale aiguë, ces cas ne seraient point les plus rares ; à moins que l'on ne veuille considérer comme phénomènes convulsifs certains symp-

---

(*) J'en cite moi-même quelques-unes. (Observ.)

tômes spasmodiques, tels que les roulements des globes des yeux, les grincements de dents, les mâchonnements et quelques mouvements *grimaciers* des muscles de la face, symptômes du reste très communs et très persévérants.

Il semblerait donc que l'influence transmise au cerveau par le proche voisinage de l'inflammation de ses enveloppes, serait fréquemment d'une nature stupéfiante plutôt qu'elle ne se rapprocherait de l'excitation.

Il semblerait encore que dans l'état actuel de nos connaissances, il serait impossible de rien conclure sur le siége et l'étendue de l'irritation, d'après la manifestation ou l'absence des convulsions : de même qu'il n'existe d'ailleurs aucun symptôme, comme le dit le Dr Reynaud, qui, isolé, ou même réuni à d'autres, puisse devenir un signe certain d'une lésion déterminée du cerveau et de ses membranes, et à l'aide duquel il soit possible de parvenir à la connaissance de la nature et du siége de la lésion qu'on y rencontre après la mort.

Ce qu'avait déjà exprimé l'illustre Pinel, quand il disait : Quelle confusion ne trouve-t-on pas dans les écrits de médecine, soit par l'indication de certains délires ou phrénésies purement symptomatiques, soit par des lésions de l'entendement qui correspondent à certaines lésions simultanées de la dure-mère, de l'arachnoïde, de la pie-mère, de la substance du cerveau ; soit enfin par la variété des symptômes qui accompagnent séparément l'une et l'autre de ces lésions, comme délire, affection comateuse, mouvements convulsifs, hémiplégie, etc. (*Nosographie philosophique.*)

S'il est, du reste, un âge où existe une plus grande disposition aux convulsions, c'est certes l'enfance.

À cette époque de la vie en effet, les évolutions

et les maladies organiques en général, ont un facile retentissement vers les centres de sensibilité, dont l'émotion et le trouble sont prompts à se manifester.

La plupart des auteurs qui ont écrit sur les maladies des enfants, n'ont pas manqué de signaler l'influence de l'organisme entier, et plus particulièrement des organes digestifs sur le cerveau. Qui n'a été témoin de convulsions survenues pendant le travail de la dentition ?

Ce n'est pas seulement chez les enfants que les phlegmasies gastro-intestinales, et plus spécialement les entérites pustuleuses, suscitent des troubles nerveux. M. Louis, dans ses Recherches sur la fièvre typhoïde, a également parlé de symptômes cérébraux qui se liaient chez des adultes à l'affection des voies digestives. Mais plus particulièrement dans le jeune âge, l'expression sympathique de souffrance des parties centrales de l'innervation affecte une ressemblance parfois frappante avec les symptômes déterminés par une véritable *méningo-encéphalite.*

L'ouvrage publié en 1826 par M. Sablairoles, sur l'influence des organes digestifs des enfants sur le cerveau, suffirait pour mettre cette vérité hors de doute.

M. Bricheteau cite au nombre des maladies qui peuvent en imposer pour une fièvre cérébrale ou la compliquer, certaines éruptions cutanées à leur début, les accidents de la dentition, les vers, quelques inflammations du tube digestif et du foie, les fièvres intermittentes ou rémittentes, pernicieuses, etc.

Quelques observations réunies à la fin de ce travail, témoigneront de nouveau de la *similitude séméiotique* qui, parfois et plus particulièrement chez les enfants, tend à faire confondre entre elles les dodynentérites et les méningo-encéphalites. On peut en trouver de précédents exemples dans la Monographie de M. Bretonneau de Tours sur la première de ces maladies. Toutefois cette ressemblance ne se retrouverait pas chez les très jeunes enfants ; car, suivant M. Billard, sur vingt cas d'inflammation de l'appareil folliculeux des intestins chez des sujets de quelques jours à deux mois, ce médecin n'avait observé que les symptômes ordinaires de l'entérite, et cependant les lésions anatomiques étaient les mêmes.

Dans les entérites avec symptômes cérébraux, à peine trouve-t-on souvent à l'autopsie quelques traces d'injection encéphalique, et pourtant de cette absence de preuves saillantes *grossièrement matérielles*, on ne peut conclure que le trouble direct ou sympathique du cerveau, manifesté au dehors par des symptômes graves, prolongés et sans cesse croissant en gravité, n'avait pour mobile un état intime de surexcitation, d'irritation et même de phlegmasie qui, parfois, bien que réelle, mais siégeant dans un organe doué d'une délicatesse et d'une sensibilité exquises, doit être le plus souvent mortelle, avant de revêtir la forme et d'acquérir l'intensité de l'inflammation phlegmoneuse.

D'ailleurs, on ne découvre pas quelquefois de lésions plus profondes dans la tête, même après des méningites et des encéphalites simples, essentielles, exemptes enfin de toute complication. Et c'est le cas de répéter avec M. le Dr Denis, que puisqu'une encéphalite est le plus souvent mortelle avant que la suppuration ne s'établisse, on ne doit pas s'étonner de ne rencontrer pour traces les plus fréquentes de cette affection, que de simples injections. (Observ.)

J'ajouterai qu'il est plus que probable que toutes les maladies ne se circonscrivent pas dans ce qu'elles ont de très appréciable après la mort.

Ainsi donc, la maladie désignée sous les noms de fièvre cérébrale des enfants, d'hydrencéphale, d'hydrocéphale aiguë, de méningo-encéphalite, etc... constituée par une irritation plus ou moins vive, par une inflammation plus ou moins intense, plus ou moins étendue, diversement localisée, séparée ou réunie du cerveau et de ses enveloppes, présente des caractères physiologiques et anatomiques nombreux, variables, inconstants même, soit dans leur succession, soit dans leur rapport réciproque, soit même dans leur manifestation.

Quelquefois les résultats cadavériques sont à peine appréciables, bien que pendant la vie, l'expression symptomatique de la maladie ait été on ne peut plus reconnaissable. Beaucoup plus rarement, des altérations graves, palpables n'ont été exprimées que par des symptômes légers, fugaces : jamais l'absence de tout signe n'est complète, et toujours quelques phénomènes au moins trahissent des lésions profondes que la durée seule de la maladie peut contribuer à faire prévoir.

Injections à divers degrés, épanchements, exsudations, suppuration, ramollissement : telles sont nominativement les traces cadavériques que découvre l'anatomie pathologique et auxquelles il est permis de rattacher les symptômes recueillis pendant la vie, sans qu'il soit absolument possible de conclure de la présence des uns à la manifestation des autres, et de la gravité de ceux-ci à l'intensité de ceux-là. Une exception tout à la fois et une particularité que je signalerai cependant jusqu'à ce que d'autres faits les contredisent : c'est que toujours les symptômes de paralysie de la sensibilité et du mouve-

ment des membres coïncident avec des ramollissements de la substance cérébrale , tandis que ces
altérations peuvent se rencontrer sans que de pareils phénomènes aient été entrevus pendant la vie.

Les caractères physiologiques de la maladie étant
sujets à présenter quelques variétés , soit dans leur
ordre, soit sur-tout dans leur nombre, etc., la symptomatologie ne saurait être toujours la même : ses
modifications peuvent néanmoins être comprises
dans les divisions suivantes :

1° A peine si quelques prodrômes de la céphalalgie , de la prostration , de la somnolence, et
quelques épiphénomènes laissent entrevoir l'affection cérébrale, qui le plus souvent alors survient
comme complication d'autre maladie préexistante.

2° L'hydrocéphale aiguë s'annonce et débute par
quelques vomissements , de la tristesse , de la céphalalgie, une tendance toute particulière au sommeil, des réveils en sursaut, de la fièvre, des changements brusques de coloration de la face ; puis
des grincements de dents ; oscillation et dilatation
des pupilles, renversement et roulement des yeux ,
somnolence, avec conservation des facultés intellectuelles et de rapport.

3° Ou enfin à l'un des groupes précédents , mais
sur-tout au second , se joignent les contractures (*)
et les paralysies musculaires , les diminutions ou
pertes générales ou partielles de la sensibilité ; la
torpeur, l'assoupissement, le carus , l'obtusion ou
l'oblitération complète de l'intelligence.

Une plus longue expérience est peut-être néces-

(*) Parmi celles-ci les rigidités du cou et du tronc sont assez fréquentes ,
mais l'observation ne prouve pas, ainsi que le prétend Dance, qu'elles dépendent de la transmission de l'inflammation à la moelle épinière , à ses
membranes.

saire pour se prononcer sur le degré relatif de fréquence de chacune de ces variations de symptômes
d'un état pathologique en général identique quant
à son siége (le cerveau et ses enveloppes), sa nature,
et souvent même son intensité et son étendue.

Forthergill et Vieusseux assignent environ quatorze jours à la durée de cette maladie. Whytt sup-
pose qu'à partir du premier symptôme jusqu'à son
terme, il faut compter quarante-cinq jours, six
semaines, et quelquefois même davantage. Selon le
Dr Coindet, l'hydrencéphale durerait parfois huit
à neuf jours, mais plus souvent trois semaines.

La durée la plus ordinaire de la maladie est
donc de un, deux, ou trois septenaires.

L'examen minutieux précédemment passé des
symptômes de l'hydrocéphale aiguë dispensera d'entrer dans des considérations particulières relatives
à son diagnostic. Quant à la gravité de cette maladie, elle est des plus grandes : peu de médecins
perdent moins du tiers de leurs malades. La convalescence est souvent trompeuse ; un retour de
raison, un mieux inespéré n'est souvent que la
dernière étincelle d'une vie qui va s'éteindre. Whytt
et Forthergill, les premiers qui signalèrent cette
affection, la regardèrent comme incurable.

Le Dr Odier dit qu'on ne guérit que deux ou trois
malades sur cent. Cette effrayante proportion dans
la mortalité surprend moins, mise en regard des
idées théoriques et des conséquences thérapeutiques du temps, et comparée à celle de nos jours,
où cependant l'on est mieux fixé sur les caractères
et la nature de cette redoutable maladie.

Forthergill, bien que considérant l'hydrocéphale
aiguë comme incurable, l'attribue à des vers, et
propose de la traiter comme une affection vermi-
neuse.

On trouve dans l'ancienne édition d'Underwood, que les médecins expérimentés ont recommandé dans cette maladie les sternutatoires, tels que le cabaret en poudre, l'ellébore blanc.

Le Dr Dobson, de Liverpool (Journal des médecins Ecossais, 1775), conseille l'emploi du mercure jusqu'à la salivation.

L'efficacité des préparations mercurielles dans l'hydrocéphale, a été vantée par Carmichaël, Smith, John Hunter, Haygarth, Moseley et Amstrong.

Paterson pensant que l'hydrocéphale commence toujours par une véritable phlegmasie, n'hésite pas à la traiter par les antiphlogistiques.

Perceval propose de remplir les indications curatives suivantes : 1° calmer la douleur et les spasmes, 2° favoriser la résorption du liquide, 3° augmenter les excrétions séreuses ; et il opère toutes ces merveilles au moyen de vésicatoires sur la tête, de prescriptions d'opium, de musc, de digitale et de calomel.

Le Dr Odier, prenant aussi l'effet pour la cause, rapportant tout à l'épanchement, conseille les diurétiques et les toniques.

Le traitement indiqué par Rush est très rationnel : il forme la base des méthodes curatives les plus généralement suivies encore aujourd'hui. Ce médecin avait d'abord recours aux évacuations sanguines, qu'il faisait suivre de l'emploi de purgatifs ; puis conseillait les vésicatoires à la nuque, aux tempes, les applications froides sur la tête, et dans la dernière période seulement prescrivait les toniques.

Suivant le Dr Coindet, on doit traiter la première période de l'hydrencéphale, comme étant compliquée d'inflammation ou d'irritation, et la deuxième, comme s'il y avait un état de faiblesse ou d'atonie.

On remplit les indications de la première période en cherchant à faire cesser toutes les causes d'irritation qui agissent sur le cerveau, soit directement, soit par sympathie : on emploie dans ce but les évacuations sanguines, générales et locales, les vésicatoires, les bains tièdes, l'émétique, les purgatifs, les sels neutres, et dans quelques cas particuliers l'opium. On remplit l'indication de la deuxième période en donnant des toniques dans le but de soutenir les forces et de diminuer les symptômes, suites de la faiblesse et de l'épanchement : les médicaments qu'il conseille alors sont les fleurs de zinc, le musc, l'éther, l'opium, l'ammoniaque, le quinquina, le vin, etc.

Les autres modes de traitement proposés contre l'hydrocéphale aiguë peuvent en général se retrouver dans ceux qui viennent d'être exposés, et la préférence accordée à tel choix, à telle classe de médicaments, résulte de la différence des doctrines et des manières de voir. Afin donc d'éviter les redites, je ne m'arrêterai plus qu'aux modifications thérapeutiques de quelque importance.

Dans les précéptes donnés par M. Guersent, il est insisté sur l'emploi plus énergique et plus prolongé des évacuations sanguines. L'ouverture des saphènes est particulièrement recommandée au début de la maladie, et les affusions froides sont conseillées.

Les ventouses scarifiées à la nuque, les scarifications de la membrane pituitaire, les sangsues appliquées en petit nombre et fréquemment remplacées, de façon à produire une perte lente et continue de sang; l'émétique en lavage ou à dose *rasorienne* ; les sinapismes, les vésicatoires, les emplâtres iritants appliqués ou promenés loin ou à proximité du siége de la phlegmasie, etc., constituent d'ailleurs une série de moyens employés d'une manière plus ou moins spéciale ou méthodique. Sans entrer dans les vues particulières qui ont présidé à leur choix, à leurs prescriptions ; examinons quelques - uns de ces agents thérapeutiques.

Les évacuations sanguines conviennent nécessairement au début de la maladie : nul désaccord sur ce point ; mais relativement aux saignées générales ou locales, et quoique ces dernières aient été conseillées avec assez d'instance, même chez les très jeunes enfants, c'est aux saignées locales que j'accorderai presque toujours la préférence.

J'aurai d'ailleurs occasion de revenir sur ce fait de pratique, sur les difficultés qui naissent du défaut de développement des veines du bras dans l'enfance ; je me contente d'insister ici sur la circonspection, que commande la crainte de la prostration souvent sans appel, où plonge fréquemment à cet âge l'emploi peu réfléchi de la saignée générale. Ce qui milite en faveur des évacuations sanguines locales, c'est qu'en agissant plus directement, elles ménagent aussi davantage les forces ; c'est que rien n'empêche de prescrire des sangsues ou des scarifications loin ou près du siége du mal, de les conseiller avec réserve ou de les employer avec énergie.

Après avoir combattu l'hypérémie générale et locale, affaibli, modifié ainsi les états sthéniques, c'est aux révulsifs, aux dérivatifs, aux répercussifs que l'on a recours, à leur emploi combiné avec celui d'autres évacuations de sang et celui des antispasmodiques : le tout suivant les circonstances.

La révulsion est tentée du côté des organes digestifs, par les purgatifs, les émétiques, ou éméto-cathartiques, ou est sollicitée vers l'extérieure au moyen d'irritants et de vésicants appliqués sur la surface dermoïde, au loin ou à proximité de la tête. Des sangsues placées aux malléoles; des pédiluves, des cataplasmes chauds enveloppant les jambes, agissent dans le sens de produire une dérivation vers les extrémités inférieures; dérivation que l'on appelle vers la périphérie en plongeant les malades dans des bains chauds, tandis qu'on leur entoure la tête d'applications froides, que l'on essaie de ce côté une véritable répercussion.

Telle est celle qui est tentée, peut-être trop généralement, au moyen de la glace. Trop généralement ; car il faut qu'elle le soit avec opportunité, et dirigée avec intelligence.

Les applications froides doivent d'ailleurs être assez judicieusement renouvelées et maintenues, pour que la réaction soit impossible : combinées avec les bains, on les a opposées avec succès aux convulsions.

Le calomel employé jadis dans des vues systématiques, est encore prescrit immanquablement aujourd'hui et d'une manière banale. Peu de médecins éclairés ne croiraient même pouvoir se dispenser de son emploi, par la continuation d'une sorte de prestige qui a survécu à la vogue de ce remède. De nos jours cependant on ne reconnaît guère dans son mode d'agir, qu'un effet révulsif sur la muqueuse intestinale, sans trop s'inquiéter de son action toute particulière sur la membrane buccale et les glandes salivaires : spécificité qui, vu le danger de congestions et d'irritations trop voisines du siége principal de la maladie, devrait peut-être déterminer à donner la préférence à d'autres purgatifs ! Dans quel but administrer les

émétiques aux hydrencéphaliques ? Est-ce d'après
la remarque des vomissements sympathiques dont
ils sont parfois tourmentés, et suivant la foi qui
fait sacrifier aux absurdités de la doctrine homœo-
pathique? ou plutôt le tartre stibié, est-il recommandé par quelque croyant contro-stimuliste et
suivant les vues de Rasori? Du reste, l'émétique
ingéré dans l'estomac à petites ou fortes doses,
agit sur le ventricule et les autres portions des
organes digestifs, en opérant une diversion plus ou
moins vive, plus ou moins étendue, en provoquant
ou exaltant l'action de vomir, et pour cette faculté
seule , semblerait devoir être repoussé comme
dangereux, comme tendant à favoriser ou à accroître la congestion cérébrale , déjà trop sollicitée
par le stimulus inflammatoire.

Les phénomènes spasmodiques sont moins alar-
mants que le calme apparent du carus, quoiqu'ils ef-
fraient davantage. Les moyens opposés à la maladie
elle-même, sont aussi ceux qui conviennent ration-
nellement le mieux pour prévenir et combattre des
accidents qui se rapportent à cette dernière :
néanmoins, comme ces troubles de l'innervation
jettent l'effroi parmi les assistants , qu'ils ne sont
pas exempts de conséquences fâcheuses, n'admet-
trait-on qu'un nouvel afflux de sang vers la tête,
indiqué par la turgescence de la face; que d'ailleurs on a vu la mort venir brusquement mettre
fin à ces scènes d'agitation..... il est convenu
de faire, en telle occurrence, la médecine de
symptômes. On a donc recours aux antispasmodiques, au musc, au castoréum, au camphre et
sur-tout à l'oxide de zinc...... etc. Mais leur prescription devrait être suivie de peu de sécurité, si de
suffisantes pertes de sang ne l'avaient dévancée, car
bien que les stimulants diffusibles apaisent par-

fois de telles névroses, sans autres inconvénients, ils ne semblent y parvenir, en d'autres circonstances, que par l'accroissement de l'hypérémie cérébrale, qu'en faisant succéder aux précédents orages, le calme trompeur de la résolution paralytique.

OBSERVATIONS.

1ʳᵉ *Observation.*

Fille âgée de 13 ans et demi. — Céphalalgie. — Nausées. — Vomisse‑
ments. — Pouls , 64 pulsations par minute. — Chaleur de la peau
naturelle. — Respiration inégale , suspirieuse. — Roulement des glo‑
bes oculaires.—Oscillation des pupilles.—Torpeur ; assoupissement.
— Mutité. — Délire ; agitation. — Pouls vif , fréquent. — Somno‑
lence alternant avec des convulsions.
Pas d'épanchement dans les ventricules. — Infiltration purulente en
arrière des nerfs optiques et dans les scissures de Sylvius se prolon‑
geant entre les deux hémisphères. — Aplatissement des circonvolu‑
tions. — Substance cérébrale ferme.

Lecomte (Aglaé), âgée de treize ans et demi, entra le 15
septembre à l'hôpital des Enfants. Le 10 du même mois, elle
avait eu beaucoup de frayeur et de chagrin à la suite de
mauvais traitements dont elle avait été l'objet, de la part
de ses parents ; depuis lors, elle avait éprouvé de la fiè‑
vre, n'avait plus de sommeil, était tourmentée par des
vomissements et des envies de vomir et ressentait des maux
de tête : le 15, jour de son admission à l'hôpital, son pouls
ne battait que 64 fois par minute; la chaleur de la peau
était naturelle; sa sensibilité était obtuse; la malade se sou‑
tenait assise sur son séant en penchant pourtant son corps
à droite; la respiration était naturelle; les pupilles point
dilatées; la malade avait rendu une selle. A ces symptômes
jusqu'au 16 et au 17 inclusivement, se joignirent la fétidité
de l'haleine, la pâleur de la face, une sorte de mutité.
Les jours suivants, jusqu'au 23 : respiration inégale sus‑
pirieuse ; roulement du globe de l'œil en divers sens ;
resserrement et dilatation alternative des pupilles; air de
stupidité et d'hébétude; sorte de torpeur des facultés in‑
tellectuelles; inertie des fonctions sensoriales et locomo‑
trices; assoupissement comateux alternant avec un état
d'abattement, pendant lequel la malade semble parfois
reprendre connaissance; évacuations involontaires. Le 23 :
délire, agitation; rougeur de la face; pouls vif, fréquent ;
soif; pas de vomissement. Le 24 : état de somnolence al‑

ternant avec des mouvements convulsifs; pendant les convulsions, le visage devenait rouge, vultueux, gonflé; les conjonctives étaient injectées (sur-tout la gauche); les yeux dirigés à gauche, fixes et insensibles à l'action de la lumière; les muscles de la face étaient agités de mouvements convulsifs; la bouche se remplissait d'écume; la respiration se faisait d'une manière pénible et comme incomplète; chaque moitié longitudinale du corps se raidissait et se relâchait alternativement; le pouls battait environ 112 fois par minute. A ces crises succédait un état comateux, pendant lequel on observait la résolution complète des membres et une sorte d'abolition des fonctions de relation. Cette succession alternative de phénomènes morbides si opposés, se répéta fréquemment et se termina par la mort.

Autopsie cadavérique.

Les circonvolutions cérébrales étaient déprimées, aplaties; les vaisseaux superficiels peu injectés; les membranes de la convexité, ni sèches, ni épaissies, n'offraient enfin rien de particulier. Il existait quelques adhérences vers la partie inférieure de la grande scissure cérébrale. La substance des deux hémisphères, tant sous le rapport de la coloration que de la consistance, ne présentait rien d'extraordinaire. (Sont comprises dans cette remarque les parties centrales du cerveau, c'est à-dire les parois ventriculaires latérales, la cloison, le trigone, etc.) Les ventricules cérébraux ne contenaient point de sérosité, ils n'étaient qu'humides. Au devant de la commissure des nerfs optiques, le tissu sous-arachnoïdien était infiltré d'un liquide demi-concret et d'un blanc verdâtre: une infiltration semblable se remarquait dans les scissures de Sylvius et sur-tout dans celle du côté gauche; cette infiltration se prolongeait en avant et s'étendait jusque dans le grand sillon où existaient des adhérences déjà indiquées; quelques-unes des pseudo-membranes qui les constituaient, étaient également infiltrées de pus; la substance cérébrale de la base semblait un peu plus molle que celle des hémisphères; elle n'était point d'ailleurs non plus injectée. A la partie supérieure du cervelet, vers le corps vermiculaire supérieur, existait une infiltration purulente semblable à celle qui a déjà été décrite. Le cervelet incisé ne présentait rien de remarquable.

Quelques tubercules existaient dans les poumons ; les ganglions bronchiques étaient en partie rouges , en partie tuberculeux.

La membrane muqueuse de l'estomac était pâle et recouverte de mucosités ; dans le duodénum, quelques follicules isolés (de Brunner) étaient développés et boursoufflés. Un état semblable de quelques-unes de ces glandes s'observait vers la fin de l'intestin grêle : quelques rougeurs existaient à la surface du gros intestin.

Exposé succinct du traitement qui avait été suivi.

1° Sangsues derrière les oreilles.
2° Vésicatoires et sinapismes aux extrémités inférieures.
3° Scarifications pratiquées sur la membrane pituitaire.
4° Calomel , lavements purgatifs.
5° Saignée de pied, vésicatoire sur la tête, calomel, jalap.

2ᵉ *Observation.*

Fille âgée de 12 ans.—Convulsions répétées. —Dans l'intervalle des crises intégrité parfaite des facultés intellectuelles et de rapport. — Absence de toute céphalalgie. — Pouls fréquent. — Inflammation des membranes de la convexité. — Sorte d'œdème de la substance cérébrale. — Faible ramollissement du trigone. — Épaississement de l'arachnoïde des ventricules.— Angine couenneuse. — Pneumonie, etc.

Génat (Marie-Louise) , âgée de 12 ans et deux mois, entra à l'hopital des Enfants le 18 octobre 1826. Pendant l'intervalle de temps compris entre cette époque et les premiers jours du mois d'avril suivant, elle fut successivement traitée et guérie de la rougeole et de la teigne. Sa santé paraissait rétablie, et malgré un peu de toux qui persistait encore, on se disposait à la laisser sortir de l'hôpital, quand tout-à-coup, le 26 du même mois, elle éprouva une attaque convulsive qui dura environ pendant une heure. Durant cette crise le pouls était petit et fréquent , la peau chaude, la face rouge, vultueuse, les conjonctives injectées, les globes des yeux renversés, les pupilles insensibles et dilatées ; une salive écumeuse inondait la bouche et se répandait au dehors ; les mâchoires étaient serrées et se froissaient par instants ; la respiration était haute, bruyante, pénible , et de violentes secousses convulsives agitaient d'ailleurs fréquemment le tronc et les membres. La nuit suivante fut paisible, mais les mêmes accidents reparurent le 27 au matin et se continuèrent pendant trois heures ; le milieu du jour fut calme, mais les convulsions reparurent de nouveau dans la soirée et à quelques momens de calme près, très rares du reste, elles persistèrent jusqu'a une heure de la nuit. Le 28 : pouls, 120 pulsations par minute ; sensibilité du ventre à la pression ; nausées, vomissemens ; pas d'évacuation alvine ; intégrité parfaite des facultés intellectuelles et de rapport ; ni assoupissement, ni céphalalgie : quelques mouvemens spasmodiques furent remarqués dans la soirée. Le 29 : pouls, 128 ; ni nausées, ni vomissemens ; ventre toujours sensible à la pression ; une selle naturelle. Le 30 apparut une stomatite couenneuse ; la langue gonflée et saignante était recouverte, sur ses bords, de liserés de matière plastique ; les gencives offraient de semblables plaques ; la bouche était très douloureuse et l'haleine fétide ; le ventre continuait d'être sensible et cependant il n'existait point de diarrhée ; le pouls battait 132 fois par minute ; la chaleur de la peau était peu marquée. Les jours suivants, le pouls tomba à 96 pulsations ; le gonflement qui accompagnait la stomatite était moindre, et l'affection de la bouche, en tant qu'on pût en supposer d'autre, était devenue l'affection principale et marchait vers la résolution, quand apparurent de nouveaux troubles nerveux. Du reste, il n'y eut cette fois qu'une crise ; ce fut dans la soirée du 9 mai. Du lendemain jusqu'au 26 courant on aurait pu croire à une guérison définitive et prochaine, lorsqu'une nouvelle maladie vint encore se jeter à la traverse : les signes d'une phlegmasie des poumons et des bronches se manifestèrent en effet ; l'état général de la malade alla dès lors tous les jours en empirant ; la stomatite devint gangréneuse ; la faiblesse devint très grande ; les jambes s'infiltrèrent et la mort survint dans les premiers jours de juillet.

Autopsie cadavérique le 13 juillet.

Il existait un peu de sérosité transparente dans la grande cavité de l'arachnoïde ; la surface libre de cette membrane était humide. Le tissu cellulaire sous-arachnoïdien vers la superficie des hémisphères cérébraux était infiltré ; cette infiltration apparaissait sous la forme d'une gelée transparente. L'arachnoïde détachée et opposée à la lumière présentait çà et là des plaques semi-obscures d'un gris jaunâtre. La face cérébrale de la dure-mère qui dominait les hémisphères, quoique lisse, était recouverte de pseudo-membranes nombreuses. Cette exudation plastique paraissait avoir eu lieu entre la face cérébrale de la dure-mère et le feuillet arachnoïdien qui la tapisse; ces fausses membranes, du reste, étaient épaisses et résistantes. La substance grise était peu colorée; la blanche paraissait privée de vaisseaux sanguins, et toutes les deux très humides étaient comme imbibées de sérosité, sans pourtant que leur consistance parût diminuée. Les ventricules latéraux contenaient environ une once et demie de sérosité un peu trouble; l'arachnoïde ventriculaire épaissie, assez ferme, était très distincte; la consistance de la voûte à trois piliers était peut-être un peu diminuée, mais la cloison et les parois ventriculaires n'étaient nullement ramollies. Le canal rachidien contenait un peu de sérosité; la moelle épinière n'offrait aucune lésion.

La membrane muqueuse de l'estomac était parsemée de quelques points rouges vers le cardia et vers sa petite courbure; à la surface interne du cœcum et du colon se dessinaient quelques arborisations rouges.

Les deux lobes du poumon gauche étaient adhérents entre eux et en partie hépatisés; le poumon droit était sain et la plèvre de ce côté recouverte de quelques fausses membranes; il existait un peu de rougeur vers la division des bronches.

Les reins contenaient quelques tubercules miliaires.

3ᵉ *Observation.*

Petite fille âgée de 4 ans. — Céphalalgie. — Agitation. — Nausées. — Vomissements. — Délire. — Pouls fréquent. — Respiration inégale. — Grincements de dents. — Assoupissement alternant avec de l'agitation. — Pupilles dilatées. — Intégrité des facultés intellectuelles et de rapport. — Coma. — Infiltration gélatiniforme vers la convexité des hémisphères. — Un peu de sérosité louche épanchée dans les ventricules latéraux. — Nul ramollissement des parties centrales du cerveau et nulle trace de phlegmasie à la base de ce viscère. — Pneumonie. — Variole. — Gastrite ?

Renaud (Françoise), âgée de 4 ans, entra à l'hôpital le 3 mai 1826. Cette petite fille, faible et délicate, se plaignait, depuis cinq jours, de la tête. Des nausées et des vomissements s'étaient déclarés en même temps que la céphalalgie, mais ils avaient cessé dès le lendemain. Tantôt assoupie, tantôt agitée, cet enfant éprouvait sur-tout de l'agitation, de l'anxiété pendant les nuits; parfois elle délirait alors. Le 3 mai, lors de la visite, elle se trouvait dans l'état suivant : pouls, 116 à 120 pulsations par minute; chaleur de la peau naturelle; céphalalgie sus-orbitaire; front brûlant; nausées; respiration inégale; tremblement des mains; yeux fixes; figure abattue, altérée; soif vive; langue blanche; ventre sensible à la pression; constipation.

Symptômes nouveaux et modifications survenues dans les symptômes énumérés.

Le 4 mai : —Assoupissements momentanés; bâillements. La malade très susceptible, très irritable, crie aussitôt qu'on la touche, mais retombe bientôt dans l'assoupissement; elle répond avec justesse quand on la questionne, ne se plaint plus de la tête ; les pupilles n'offrent rien de remarquable; toux sèche. —Le 5 : pouls, 128 pulsations; pupilles dila-tées. La malade demande souvent à boire. —Le 6 : pas d'en-vie de vomir ; pouls, 116; grincements de dents. —Le 7 : deux selles verdâtres ; la figure est encore plus altérée; les yeux sont caves; des rides sillonnent le contour des ailes du nez et la commissure des lèvres ; pupilles largement di-latées; réponses exactes; pouls, 128; la malade soutient bien sa tête quand on la soulève. —Le 9 : pouls, 108 ; l'enfant crie moins, gémit moins ; il est plus abattu, plus assoupi, ne répond plus aux questions qu'on lui adresse. —Le 14 : trois évacuations; peau chaude; pouls, 112. —Le 18 : pouls, 128; une selle. —Le 19 : pouls, 132. —Le 20 : pouls, 140; peau sèche; un vomissement. —Le 21 : éruption de vario-loïde ; pouls, 128. —Le 22 : pustules pâles, affaissées, très nombreuses sur les extrémités; diarrhée; grincements de dents continuels. Mort, le 23, sans convulsions, à 4 heures du matin.

Pendant le cours de cette maladie, des sangsues furent appliquées derrière les oreilles et autour de la base du crâ-ne; des sinapismes furent placés aux extrémités inférieures; des applications froides furent faites sur la tête ; on pres-crivit des bains, le calomélas, etc.

Autopsie cadavérique le 24 mai..

Les sinus de la dure-mère contenaient peu de sang sé-reux ; les vaisseaux superficiels des hémisphères cérébraux étaient peu gorgés de sang. Le tissu cellulaire sous-arach-noïdien, vers la superficie du cerveau, était infiltré d'une sérosité transparente assez abondante, et apparaissant sous forme de gelée. La substance des hémisphères cérébraux, quoique humide, n'offrait rien de remarquable sous le rapport de sa coloration ou de sa consistance. Les plexus choroïdes étaient pâles, les parties centrales (trigone, cloison, etc.) fermes. Dans chaque ventricule latéral se trouvait environ une cuillerée de sérosité un peu trouble. Il n'existait ni infiltration ni fausses membranes à la base du crâne.

Larynx, trachee et bronckes, muqueuse légèrement injectée; poumon gauche sain; poumon droit, vers son tiers postérieur et à sa base, hépatisation grise; le reste du lobe inférieur droit était engoué.

La muqueuse de l'estomac était rose et légèrement piquetée de rouge. Dans le duodénum, les follicules de Brunner étaient rouges sans être développées, et la membrane muqueuse de cette partie de l'intestin ne présentait pas d'ailleurs de rougeurs. Sur toute la surface interne de l'intestin grêle et du gros intestin apparaissaient une infinité de points noirâtres correspondant à l'orifice des follicules isolés. Vers le tiers inférieur de l'intestin grêle, quelques plaques grisâtres faisaient une légère saillie.

Nulle autre lésion apparente.

4ᵉ *Observation.*

Petite fille âgée de 22 mois; chétive. — Diarrhée. — Vomissements. Pouls, 96 pulsations, puis très fréquent. — Muguet, pneumonie double. — 6 jours plus tard symptômes cérébraux. — Pas de cris. — Renversements fréquents des yeux. — Pupilles dilatées un peu inégalement. — Assoupissement. — Fièvre. — Pupilles contractées. — Strabisme. — Respiration difficile, haute; pouls très fréquent. — Renversement de la tête en arrière. — Tremblement des membres — Légère contracture de la jambe droite. — Paupières un peu tombantes; raideur générale des membres. — Traces de phlegmasie vers les membranes de la base et de la convexité. — Ramollissement des parties centrales du cerveau. — Ramollissement avec injection des corps striés. — Ramollissement partiel avec injection des lobes moyen et antérieur gauches. — Tubercules dans le cerveau sans inflammation environnante. — Tubercules dans le cervelet avec inflammation circonvoisine et foyer purulent.

Jebin (Louise), âgée de 22 mois, fut admise à l'hôpital des Enfants, le 8 février. Cette petite fille était maigre, chétive; depuis 4 mois elle avait des croûtes à la tête, depuis un mois elle avait sensiblement maigri; avait perdu l'appétit, avait de la diarrhée, vomissait fréquemment depuis

quelques jours et était continuellement assoupie; elle avait
en outre de la fièvre. —A la visite du 9 février, le pouls ne
battait que 96 fois par minute; la langue était rose; les vomissements et la diarrhée avaient cessé ; il existait de l' -
battement et un peu de toux. —Le 10 : peau chaude ; un
peu de râle s'entendait vers la partie postérieure et gauche
de la poitrine ; l'expansion pulmonaire était aussi un peu
moins franche vers ce point ; la sonoréité de la poitrine
était égale à droite et à gauche; une légère [exudation de
muguet se remarquait vers la partie inférieure de la bouche. —Le 14 : fièvre; pas de vomissements ; la malade ne
poussait pas un cri; elle tournait souvent les yeux en haut;
les pupilles et sur-tout la gauche , étaient dilatées; assoupissement. —Le 15 ; les pupilles étaient contractées et se
dilataient par moment ; la conjonctive oculaire était revêtue en quelques points d'une couche de mucus; renversement de la tête en arrière; affaissement, assoupissement ;
râle sub-crépitant du côté gauche de la poitrine; pas de différence à la percussion. —Le 16 : pouls fréquent ; peau
chaude; face animée; strabisme; pupilles dilatées, oscillantes; déglutition difficile suivie de toux ; respiration haute ;
une selle. La malade criait et se raidissait quand on [la
soulevait. —Le 18 : râle crépitant à gauche et en haut ;
poitrine généralement sonore ; pouls petit et très fréquent ;
figure pâle; tremblement des membres ; légère contracture
de la jambe droite (le matin); respiration haute, fréquente , pénible; les pupilles étaient contractées et se
dilataient quand on soulevait les paupières qui étaient
clauses et comme tombantes ; raideur générale des membres (le soir). — Mort , à 10 heures du soir.

Autopsie le 20 février.

Les vaisseaux qui rampent à la superficie des hémisphères
cérébraux étaient injectés. Vers cette région, l'arachnoïde
présentait une teinte opaline, et dans plusieurs points se
trouvait adhérente à la pie-mère, tandis que celle-ci adhérait elle-même à la substance grise. L'arachnoïde offrait de
semblables adhérences et une pareille coloration à gauche,
vers la fin de la scissure de Sylvius ; vers le même point ,
la pie-mère était infiltrée de pus concret; dans la même
scissure, la substance grise était injectée, ramollie superficiellement et adhérait aux membranes. A la partie posté-

rieure de l'hémisphère droit et dans la substance grise existait un tubercule crû, d'un petit volume ; la substance cérébrale environnante ne paraissait point altérée ni même injectée. La cloison médiane, le trigone étaient ramollis, diffluents et d'un blanc mat. Les corps striés, particulièrement le gauche, étaient mous ; la substance qui les formait était d'un rouge brunâtre marbré. La partie antérieure de la couche optique droite, sans être ramollie, présentait la même coloration. Toute la partie antérieure et inférieure du lobe moyen de l'hémisphère gauche, ainsi que la partie postérieure du lobe antérieur du même côté, était ramollie, diffluente, jaunâtre et piquetée de rouge. L'arachnoïde de la base du cerveau, légèrement épaissie, offrait une teinte opaline, et se trouvait parsemée d'un grand nombre de granulations. Vers la partie antérieure et externe du lobe ganche du cervelet, et à un pouce de profondeur dans la substance cérébrale, existait un tubercule de la grosseur d'une aveline ; il se trouvait en partie ramolli, et la substance cérébrale circonvoisine était molle et jaunâtre. Vers la superficie du lobe droit du cervelet existait un foyer purulent, circonscrit par une membrane organisée contenant du pus jaune verdâtre, et paraissant résulter du ramollissement d'un tubercule. Les ventricules du cerveau contenaient une quantité très faible et à peine appréciable de sérosité.

Le lobe inférieur du poumon gauche était hépatisé (hépatisation rouge) ; le lobe moyen du poumon droit présentait une semblable altération.

Nulle lésion dans les autres organes.

5ᵉ *Observation.*

Age, 6 ans et demi. — Vomissements. — Convulsions. — Assoupissement entremêlé d'agitation. — Cris et plaintes continuels. — Grincements de dents. — Changements brusques de coloration de la face. — Pas de constipation. — Pouls fréquent et irrégulier. — Peau fraîche. — Bouche déviée. — Pupilles contractées. — Renversement de la tête en arrière ; raideur du tronc. — Torpeur ; strabisme. — Respiration inégale, suspirieuse. — Soubresauts des tendons. — Mouvements automatiques. — Mâchonnements. — Pupilles dilatées, oscillantes. — Sensibilité obtuse à droite, anéantie à gauche ; motilité conservée. — Vaisseaux de la superficie injectés. — Circonvolutions déprimées. — Arachnoïde sèche. — Granulations. — Une once de sérosité louche dans les ventricules latéraux. — Ramollissement des

partics centrales. — Injection des membranes au-devant du mésocéphale ; ramollissement superficiel de celui-ci. — Adhérence et opacité
des membranes vers la scissure de Sylvius.

***

Leblanc, âgée de 6 ans 1/2 , entra le 5 juin à l'hôpital des
Enfants. Cet enfant était malade depuis 15 jours ; sa maladie
avait débuté par des vomissements, des nausées ; il refusait
d'ailleurs toute nourriture, était triste, abattu et assoupi.
8 jours après l'apparition de ces premiers symptômes, il y
eut des convulsions qui durèrent pendant une heure. A la
suite de ces convulsions l'enfant perdit connaissance pendant trois jours. Depuis lors il y eut de l'assoupissement,
état entremêlé d'agitation sur-tout la nuit ; la malade d'ailleurs poussait continuellement des cris et grinçait des
dents. Depuis trois jours, assoupissement, perte de connaissance alternant avec des retours de raison. Selles
naturelles.

Le 5 juin : Pouls irrégulier (113, 104 pulsations par
minute) ; peau fraîche et même froide ; figure pâle, yeux
fixes ; paupières entr'ouvertes ; pupilles contractées ; changements brusques de coloration de la face ; bouche déviée
à droite ; salivation ; renversement de la tête en arrière ;
criailleries ; sensibilité au toucher ; sorte de rigidité du col
et du tronc, et de telle sorte qu'il est possible de soulever
l'enfant par la tête sans que le corps fléchisse ; à l'exception du bras gauche, dont la sensibilité est un peu obtuse,
les membres ont conservé leur sensibilité et leur motilité.
Torpeur en quelque sorte, mais non abolition complète
des facultés intellectuelles et sensoriales. *Le 6* : la malade,
quoique dans un état d'engourdissement, semble avoir
conscience de ce qui se passe autour d'elle. Les yeux paraissent sensibles à l'action de la lumière ; l'œil gauche est
un peu dévié en dehors ; la sensibilité de la peau obtuse
dans certains moments est exaltée dans d'autres. *Le 7* : Irrégularité remarquable de la respiration et du pouls ; soubresauts des tendons ; mouvements automatiques ; la malade soutient le bras droit en l'air, se frotte le nez ; elle
refuse de boire ; criailleries, plaintes continuelles ; peu de
toux ; plusieurs excrétions. *Le 8* : Quelques reponses,
tardives, mais justes ; mâchonnements ; action de boire,
suivie de toux ; 2 selles. *Le 11* : Paupières entr'ouvertes ;
pupilles dilatées ; respiration inégale, accélérée, suspirieuse ;
sensibilité générale obtuse ; décubitus dorsal ; pas de sommeil ; plaintes continuelles. *Le 12 au matin* : Pupilles di-

latées, oscillantes; déglutition difficile, bruyante; sensibilité obtuse du côté droit et tout-à-fait éteinte à gauche.
(Toute cette partie du corps est insensible au pincement.)
La paralysie n'est pas étendue au mouvement; mort, le
même jour, à 5 heures du soir.

Autopsie cadavérique le 13 juin.

Tête. Réseau veineux de la pie-mère injecté, distendu;
circonvolutions cérébrales déprimées; arachnoïde de la
convexité des hémisphères cérébraux sèche, mais transparente; granulations sur les faces latérales des hèmisphères.
ʒjj environ d'une sérosité louche étaient contenues dans les
ventricules latéraux, dont le gauche paraissait plus dilaté que
celui du côté opposé. La cloison, le trigone cérébral et les parois postérieures des ventricules latéraux présentaient la couleur et la consistance de la partie caséeuse du lait. La pie-mère
était rouge, très injectée au-devant du mésocéphale; l'a-
rachnoïde épaissie et opaque; la substance du mésocéphale
vers la face correspondante et superficiellement, était un
peu ramollie. A gauche et vers l'origine de la scissure de
Sylvius, l'arachnoïde épaissie et opaline adhérait à la pie-
mère qui elle-même avait contracté des adhérences avec la
substance cérébrale sous-jacente qui se trouvait ainsi dé-
chirée par le fait de l'arrachement de ces membranes.

La moelle épinière parut saine; mais le tissu cellulaire
du canal rachidien était infiltré d'une sérosité un peu
trouble.

Vers le grand-cul-de-sac de l'estomac, la membrane
muqueuse présentait quelques arborisations; du reste, les
autres organes n'offraient aucune lésion.

6ᵉ *Observation.*

Age, 6 ans. — Céphalalgie. — Agitation. — Vomissements. — Pouls
lent.—Somnolence. — Cris.—Pupilles dilatées, oscillantes. — Yeux
roulants, divergents. — Rétraction à droite de la commissure des
lèvres et de l'aile du nez. — Colorations passagères de la face. — Respiration inégale, suspirieuse. — Miction involontaire. — Pouls fréquent. — Mobilité et sensibilité intègres. —Perte de connaissance.
— Agitation. — Assoupissement.
Très faible quantité de sérosité dans les ventricules latéraux. — Parties

moyennes intactes, fermes. — Traces de phlegmasie des membranes
à la base.—Ramollissement de la moelle vers le bulbe lombaire.

Durner (Antoine), âgé de 6 ans, fut reçu le 8 juin à
l'hôpital des Enfants. On apprit que depuis huit jours, il
se plaignait de la tête; que ces maux de tête s'accompa-
gnaient d'agitation, de criailleries, ou d'assoupissement;
qu'enfin plusieurs vomissements avaient eu lieu.

Le 9, l'enfant était couché sur le côté et replié sur lui-
même, comme s'il avait froid. Le pouls battait 54 à 60 fois
par minute; la peau était fraîche; le malade avait perdu
connaissance, et se trouvait dans un état de somnolence,
qu'interrompaient ses cris; les pupilles étaient dilatées, de
temps à autre, oscillantes; parfois, les yeux roulant dans
leurs orbites, se renversaient ou devenaient divergents;
la commissure des lèvres et l'aile du nez du côté droit,
étaient un peu relevées; grincements de dents; rougeurs
passagères de la face; respiration inégale, suspirieuse; miction involontaire; la sensibilité de toute la surface du
corps paraissait intègre, et les membres avaient conservé
leur motilité; même état le 10; le 11 au soir agitation,
mouvements suivis d'assoupissement; mort.

Autopsie.

L'inspection des membranes et des circonvolutions de
la convexité des hémisphères cérébraux, n'offrit rien de
particulier; les ventricules contenaient environ, et tout au
plus, la valeur d'une petite cuillerée à café de sérosité
transparente; les parois ventriculaires, la cloison transparente, n'offraient ni coloration, ni consistance insolite; il
en était de même de la substance de tout le cerveau en
général. A la base de ce viscère, vers le carré des nerfs
optiques et sur-tout dans les scissures de Sylvius l'arachnoïde épaissie avait perdu sa transparence; vers les mêmes
points, ça et là existaient quelques pseudo-membranes et
un peu d'infiltration, mais gélatiniforme, du tissu de la
pie-mère.

Vers le renflement lombaire, la moelle épinière était
sensiblement ramollie.

Tubercules pulmonaires; pneumonies partielles.

Ascaride lombricoïde dans le gros intestin.

7e *Observation.*

Age, 8 ans. — Pneumonie. —Pouls 132. — Céphalalgie.—Abattement.
— Délire la nuit. — Parotide. — Plus de céphalalgie. — Ni délire.—
Ni agitation. — Résolution de la pneumonie. — Mort subite.
Infiltration séro-sanguine du tissu sous-arachnoïdien. — Injection des
deux substances cérébrales ; ramollissement et perforation du sep-
tum médian. — Ramollissement du trigone et des parois antérieures
et externes des ventricules. — Infiltration séro-sanguine à la base. —
Injection de la substance grise du cervelet.

Pégerel (Antoine), ramoneur, âgé de huit ans , entra
le 17 avril à l'hôpital des Enfants. Depuis 15 jours, il était
mal portant, avait perdu l'appétit ; depuis 8 jours il toussait , et lors de son entrée à l'hôpital il se plaignait de la
tête et du ventre ; mais, du reste, il n'avait éprouvé ni diarrhée ni vomissements.

Le 18 : Pouls, 108 pulsations par minute ; peau chaude,
langue rose ; ventre ballonné, sonore, non douloureux ;
pas de selle ; toux ; râle sibilant et muqueux vers le sommet du poumon droit ; vers la même région, sifflement
bronchial ; râle crepitant sous l'aisselle droite ; diminution
de la sonoréité du thorax, également en haut et à droite ;
face bouffie ; œdème des extrémités inférieures ; l'exploration du côté gauche de la poitrine n'accuse aucune lésion. *Le* 20 : pouls dépressible, 120 pulsations ; peau
chaude, sèche, toux profonde ; quelques crachats rares
mucoso-purulents ; râle crepitant et sous-crépitant du côté
droit ; sonoréité moindre de ce côté ; langue sèche, ventre
ballonné, mais non douloureux ; 2 selles, dont une liquide ;
délire et agitation alternant avec un état de prostration.
Nul changement jusqu'au 24 du même mois ; ce jour,
pouls battant 132 fois par minute ; céphalalgie ; gonflement de la parotide ; abattement très marqué ; les symptômes du côté de la poitrine avaient moins d'intensité et
étaient moins nombreux. La nuit, agitation ; délire.

Le 25 : plus de délire, mais céphalalgie persistante ;
suppuration de la parotide. Les jours suivants, et jusqu'aux
premiers jours du mois de mai suivant, l'état de la poitrine
et celui du ventre avaient paru s'améliorer ; les symptômes
avaient complètement disparu ; le malade ne se plaignait
d'aucune douleur ; la langue était rose, la peau fraîche, le
ventre souple, la toux modérée ; il n'y avait plus de céphalalgie ; le sommeil était calme ; l'œdème s'était dissipé,

et enfin la convalescence paraissait s'être franchement declarée, quand, le 11 mai, le malade mourut subitement en remontant sur son lit.

Autopsie le 12.

Tête. Infiltration séro-sanguinolente du tissu sous-arachnoïdien vers la convexité des hémisphères cérébraux. Les deux substances des hémisphères étaient colorées, injectées d'une manière uniforme. Un peu de sérosité sanglante se trouvait dans les ventricules latéraux dont la cloison était ramollie, diffluente et en partie détruite ; ce ramollissement s'étendait à la voûte à trois piliers et aux parois ventriculaires externes et antérieurs ; il était sur-tout marqué à gauche. A la base du cerveau, et principalement entre les anfractuosités cérébrales, existait une infiltration sero-sanguinolente pareille à celle qui dominait les hémisphères. La substance grise du cervelet était aussi très injectée.

Thorax. Quatre ou cinq onces de sérosité roussâtre se trouvait épanchée dans la cavité thoracique : la membrane muqueuse qui tapisse les canaux aériens était pâle et décolorée. Quelques portions du lobe supérieur du poumon droit étaient engouées ; le poumon gauche était sain ; le péricarde contenait quelques onces de sérosité roussâtre ; les cavités du cœur étaient un peu dilatées.

Les autres organes ne présentaient point de lésion.

8e *Observation.*

Age, 12 ans. — Chute sur la tête. — Vomissements. — Nausées. — Stupeur. — Assoupissement. — Plus de réponses. — Agitation. — Mouvement des membres, sur-tout des gauches. — Dilatation inégale des pupilles. — Respiration gênée. — Pouls lent. — Face rouge dents-serrées. — Écume à la bouche. — Peau fraîche. — Sensibilité générale éteinte. — Assoupissement comateux interrompu par des cris et des gémissements. — Rigidité paralytique des membres du côté droit. — Agitation ; mouvement extatique du bras gauche ; pupilles insensibles. — Déglutition difficile. — Fracture du crâne. — Épanchement à la surface de l'arachnoïde. — Ramollissement de la substance cérébrale voisine ; épanchement dans le ventricule gauche.

Deschamps (Marie), âgée de 12 ans ; d'une santé habituellement bonne, fit, le 10 mars, une chute d'une élévation de six pieds, et sa tête porta sur le sol. Cette jeune fille, immédiatement après l'accident, eut encore la force de se relever ; mais ses jambes faiblirent, elle retomba à terre et fut emportée sans avoir perdu connaissance. Peu d'instants après sa chute, elle vomit les aliments qu'elle venait de prendre. Les vomissements persistèrent néanmoins pendant le cours de la nuit suivante; précédés de nausées fatigantes, ils tiraient fréquemment la malade de l'état de stupeur et d'assoupissement dans lequel elle était plongée : elle répondit cependant plusieurs fois avec justesse aux questions qui lui étaient adressées.

Le 11 mars : Plus de réponses ; agitation ; mouvements et sorte de trémoussements des membres inférieurs et du bras gauche qui, avec la jambe du même côté, s'agite beaucoup ; écume à la bouche ; dilatation inégale des pupilles (celle du côté gauche est plus dilatée que la droite); respiration gênée. Mouvement automatique, au moyen duquel la malade porte souvent une de ses mains vers l'occiput. (Deux plaies existent vers la partie supérieure du pariétal gauche.)

Le 12 idem. Pouls lent, plein ; face rouge ; dents serrées ; chaleur de la peau naturelle; la pupille droite est peu dilatée; celle du côté gauche est oscillante ; agitation des membres gauches; sensibilité générale éteinte ; assoupissement comateux, alternant avec un état de demi-somnolence qu'interrompent des cris, au milieu desquels le nom de la mère de l'enfant est prononcé quelquefois. *Le 13* : Rigidité paralytique des membres du côté droit ; agitation particulière du bras gauche, sorte de mouvement extatique; la malade élève son bras et le maintient dans cette position : ce membre et la jambe du même côté ont conservé leur motilité et une partie de leur sensibilité. La pupille gauche est plus dilatée que celle du côté opposé ; toutes les deux, au reste, paraissent insensibles à l'action de la lumière; déglutition bruyante, difficile; figure pâle. Mort, le 13, à 11 heures.

Autopsie le 14.

Tete. Sur le pariétal gauche, aux environs et à un pouce de la suture lambdoïde, existe une fracture en étoile des os du crâne ; la dure-mère subjacente incisée, on trouve à la surface de la portion correspondante de l'arachnoïde un épanchement sanguin sous forme d'un caillot noirâtre, du volume d'un œuf de poule, et situé au-dessus du ventricule latéral gauche qu'il déprime. L'arachnoïde, vers le point où elle supportait le caillot de sang, se trouve tendue, épaissie, violacée et injectée; et le tissu cellulaire sous-arachnoïdien est infiltré d'un peu de pus. La substance cérébrale qui avoisine l'épanchement est fortement injectée et ramollie, et partout en arrière dans l'hémisphère cérébrale gauche, et jusqu'au niveau du ventricule, la substance cérébrale est très sensiblement injectée. Le ventricule gauche est rempli de sànie; le ventricule droit contient une cuillerée de sérosité transparente. Des traces de phlegmasie existent sur les parties latérales du ventricule gauche; la cavité digitale renferme un peu de pus et de sérosité sanguinolente. Les membranes de la base paraissent saines; les autres organes sont sans lésion.

9ᵉ Observation.

Age, 13 ans. — Céphalalgie ; vomissement. — Délire. — Constipation. —Pouls lent, puis très fréquent. — Délire. —Yeux renversés, roulant ou fixés à gauche. — Pupilles oscillantes, insensibles. — Insensibilité générale. — Résolution paralytique générale. —Circonvolutions aplaties, déprimées ; arachnoïde séche, adhérente à la piemère. — Pas d'épanchement ventriculaire ; parties moyennes saines. — Épanchement dans le feuillet arachnoïdien en arrière du cervelet. — Traces de phlegmasie sur les membranes qui revêtent les parties inférieures et internes des lobes moyens et les pédoncules antérieurs. —Ramollissement et injection d'une couche superficielle de la substance des jambes antérieures de la moelle et des éminences mamillaires.

Villeneuve (Jean), âgé de 13 ans, fut apporté délirant à l'hôpital des Enfants. On apprit que sa santé habituellement bonne, ne s'était altérée que depuis huit jours; que depuis cinq, il se plaignait de la tête, avait des vomissements, délirait parfois, et qu'enfin depuis cette époque, il existait chez lui de la constipation.

Le 24 : pouls lent, peau fraîche, délire; sensibilité et motilité intègres; les jours suivants, jusqu'au 26, le pouls acquit successivement de la fréquence, de telle sorte que le 26 il battait 120 fois par minute; le délire avait cessé; la figure était pâle, la physionomie hébétée; les yeux renversés roulaient dans leurs orbites, ou se dirigeaient à gauche avec fixité; les pupilles oscillantes ne paraissaient plus ressentir l'impression de la lumière; toutes les parties restaient insensibles quand on les pinçait, et tout le corps paraissait dans un état de résolution paralytique. La vie se prolongea encore ainsi pendant deux jours et finit par s'éteindre enfin par l'accroissement ou par le fait seul de la prolongation de l'inertie, de la torpeur de toutes les fonctions placées sous l'influence directe, ou indirecte de l'action cérébrale.

Autopsie cadavérique.

Les circonvolutions cérébrales de la superficie des hémisphères étaient déprimées, aplaties; vers cette même région, l'arachnoïde était sèche et adhérente à la pie-mère en quelques points; le réseau capillaire de cette dernière était peu injecté; les ventricules cérébraux étaient humectés, mais ne contenaient point de quantité appréciable de sérosité; le septum, le trigone, etc., n'offraient rien de particulier sous le rapport de leur consistance ou de leur coloration. Le feuillet arachnoïdien qui revêt la partie postérieure et inférieure des lobes du cervelet et la moelle alongée était soulevé par une quantité assez notable de sérosité transparente; il avait acquis une teinte opaline, mais son épaisseur n'était pas sensiblement accrue. Les membranes qui revêtent les faces inférieures et internes des lobes moyens et les pédoncules antérieures du cerveau étaient piquetées de rouge et infiltrées de sang; une couche superficielle (une ou deux lignes d'épaisseur) de la substance médullaire des prolongements antérieurs du cerveau, était ramollie sans être diffluente, et se trouvait en outre piquetée et colorée de rouge. Une altération tout-à-fait semblable se remarquait à la périphérie des éminences mamillaires.

Thorax. Le lobe inférieur du poumon gauche était partiellement engoué; le reste de ce poumon et tout le poumon droit étaient parfaitement crépitants. Les ganglions bronchiques étaient généralement rouges; un seul était développé.

Abd. il existait un peu d'injection vers la fin de l'intestin grêle et çà et là à la surface interne du gros intestin.

Nulle autre lésion appréciable.

10ᵉ *Observation.*

Age, 12 ans. — Céphalalgie, vomissements. — Assoupissement. — Constipation. — Abolition des facultés de rapport; contracture des membres et résolution paralytique. — Pupilles peu dilatées et oscillantes. — Roulement des globes des yeux. — Adhérences et pseudo-membranes entre les 2 hémisphères. — Sécheresse de l'arachnoïde de la convexité. — Très faible épanchement ventriculaire. — Ramollissement léger de la cloison, mais sur tout de la voûte à trois piliers. — Corps calleux un peu mou. — Légère infiltration séreuse à la base.

Cerigny, (Bachelier, Agathe) âgée de 12 ans, avait éprouvée 7 jours avant son entrée à l'hôpital, un malaise général accompagné de maux de tête, et bientôt suivi de vomissements. Les nausées et les vomissements persistèrent pendant six jours et furent remplacés par de l'assou·pissement. Une constipation opiniâtre accompagnait d'ailleurs ces premiers symptômes. État de la malade lors de son entrée : abolition des facultés de rapport, contracture des membres, pupilles naturellement dilatées, excrétion involontaire de l'urine; nul cri.—Le lendemain coma, résolution paralytique du tronc et des membres, sensibilité éteinte, figure pâle, pupilles tantôt médiocrement dilatées, tantôt oscillantes, toujours insensibles à la lumière; roulement du globe des yeux dans les orbites, déglutition difficile, bruyante; mort le 3ᵉ jour après la réception à l'hôpital.

Autopsie cadavérique.

Tête : Circonvolutions déprimées, arachnoïde de la convexité un peu sèche, vaisseaux de la superficie peu gorgés de sang; adhérences et pseudo-membranes entre les deux hémisphères cérébraux. Les substances grises et blanches des hémisphères ne sont pas injectées; il n'existe qu'une faible quantité de liquide transparent dans les sinus du cerveau (une cuillerée à café), cloison interventriculaire intacte, quoiqu'un peu molle, ramollissement blanc de la voûte à trois piliers, le corps calleux est peut-être un peu mou; plexus choroïdes pâles; couches optiques et corps striés, coloration et consistance naturelle; légère infiltration séreuse, sans épaississement ou production de pseudo-membranes vers la base du cerveau; le mésocéphale, le

cervelet, la moëlle épinière ne présentent aucune lésion ;
les autres organes n'en offrent point non plus.

11ᵉ *Observation.*

Age, 7 ans. — Vomissements, convulsions. — Pouls fréquent. — Demi-
somnolence. — Sensibilité générale intègre. — pupilles inégalement
dilatées. — Mutité.
Arachnoïde de la convexité parsemée de granulations. — Épanchement
séreux abondant dans les ventricules latéraux dilatés. — Ramollissement des parties centrales. — Opacité des membranes , infiltration
gélatini-forme et exudation plastique à la base. — Léger épanchement dans le péricarde.

Brevelle (Marie), âgée de 7 ans, fut reçue à l'hôpital des
Enfants le 25 juin.

Renseignements fournis par les parents. —Cet enfant se
portait mal depuis trois mois; il toussait depuis vingt jours,
avait de la diarrhée depuis lors. Des vomissements s'é-
taient déclarés il y avait 10 jours et avaient persisté pendant
cinq. Cet enfant avait en outre éprouvé quatre crises convulsives. Ces convulsions s'étaient répétées plusieurs fois
pendant les nuits qui,en général,étaient très agitées. Depuis
8 jours le bras droit était raide , se mouvait difficilement,
et la malade se trouvait dans un état de demi-somnolence.

Le 26 (jour de la première visite) , le pouls donnait 116
à 112 pulsations par minute. La malade ne répondait pas ,
mais paraissait entendre, elle sortait sa langue quand on
le lui disait; la peau paraissait partout sensible; les pupilles
étaient insensibles et dilatées; celle du côté gauche était
plus large que celle de l'autre côté; la malade plongée dans
un état de demi-somnolence , avalait avec peine. La mort
survint vers la fin du même jour.

Autopsie le 27.

L'arachnoïde de la convexité était parcourue par une infinité de granulations qui se trouvaient jusques entre les
aufractuosités cérébrales ; les circonvolutions du cerveau
étaient peu déprimées ; les deux substances étaient peu
injectées et molles; les ventricules latéraux étaient très dilatés, et il s'écoula des sinus cérébraux, environ ℥iv d'une
sérosité limpide ; les parois des ventricules latéraux étaient
molles et blafardes ; le septum médian, le trigone, tout
le plancher des ventricules latéraux, tombaient en déli-

quium entraînés par la seule force d'un léger filet d'eau.
Dans les scissures de Sylvius, l'arachnoïde était épaissie et
avait acquis une teinte opaline. En arrière des nerfs optiques se remarquait une infiltration gélatiniforme du tissu
sous-arachnoïdien ou du tissu même de la pie-mère. Là
aussi l'arachnoïde était opaque et il existait quelques pseudo-membranes. Opacité semblable et exudation plastique
vers le sommet du corps vermiculaire supérieur.

Le cervelet , la protubérance annulaire, incisés ne pré-
sentèrent aucune lésion.

Thorax. Tubercules pulmonaires. —3j environ de sérosité citrine dans le péricarde.

Abdomen. Quelques rougeurs vers la petite courbure de
l'estomac et sur la valvule iléo-cœcale; les follicules du gros
intestin étaient apparents, développés, mais pâles.

Foie gorgé de sang. Rate farcie de tubercules miliaires.

12ᵉ *Observation.*

Âge, 13 ans. —Céphalalgie. — Vomissements. —Pouls lent, puis fréquent. — Délire. —Agitation, —Insomnie. — Sensibilité et motilité
intègres. —Oscillation des pupilles, leur dilatation inégale.—Perte de
connaissance alternant avec des retours de raison. —Somnolence. —
Vaisseaux de la superficie injectés. —Suffusion sanguine. —Injection
des deux substances.—Pas de ramollissement des parties centrales.—
Peu d'épanchement séreux dans les ventricules. — Infiltration séreuse
et purulente vers la base et le corps vermiculaire supérieur; opacité des
membranes.—Ramollissement de la moelle vers la réunion des régions
dorsale et lombaire (pas de paralysie des membres abdominaux etc.)
gastro-entérite.

Perrot (Adèle), âgée de 13 ans, de la salle des scrofuleux
de l'hôpital des Enfants où elle se trouvait depuis quelque
temps, passa le 18 juillet 1826 dans le service des maladies
aiguës. Cette jeune fille avait été affectée l'année précédente
d'une céphalalgie qui revenait par accès réguliers. Lors de
son changement de salle elle toussait depuis huit jours, et
depuis cinq elle éprouvait chaque soir des maux de tête,
accompagnés de vomissements, et les nuits elle était agitée, avait du délire. Depuis le 18 juillet jusqu'au 25 du
même mois, époque à laquelle la mort survint, tels furent
l'ensemble , la succession et les modifications que présen-
tèrent les symptômes de la maladie.

Le pouls augmenta successivement de fréquence , et durant l'espace de temps indiqué de 64 pulsations par minute, il s'éleva à 72, à 104, puis enfin à 120 pulsations. Du râle muqueux se faisait entendre vers la partie postérieure et droite de la poitrine ; il existait peu de toux. Du 18 au 22 juillet, délire, agitation, insomnie ; vomissements ; sensibilité, motilité intègres. Les jours suivants , cephalalgie à gauche ; somnolence; perte de connaissance alternant avec des retours de raison; oscillation des pupilles (la pupille du côté gauche était plus dilatée que celle de l'autre côté. —Le 25 : râle muqueux en arrière, à droite et en haut; le mouvement et la sensibilité des membres paraissaient, conservés ; la déglutition était difficile; la pupille gauche visiblement plus dilatée que la droite. Cette jeune fille reprit connaissance quelques instants avant de mourir ; elle répondit à sa mère et la reconnut.

Traitement employé.

1° Saignée générale , saignée locale ; vésicatoires aux jambes ; émétique à hautes doses.
2° Vésicatoire appliqué sur le cuir chevelu.

Autopsie cadavérique.

Le réseau formé par les vaisseaux qui rampent à la surface des hémisphères cérébraux , était sensiblement injecté; une sorte de suffusion sanguine légère existait sur les parties latérales des hémisphères (sur-tout à droite). La substance grise des hémisphères du cerveau, était d'un rose uniforme; les tranches de substance blanche présentaient l'aspect *sablé* décrit par les auteurs. Il n'existait tout au plus qu'une demi-once de sérosité dans chaque ventricule; les parties centrales du cerveau , tant sous les rapports de la consistance que sous celui de leur coloration, n'offraient rien d'extraordinaire. Une infiltration gélatiniforme se trouvait en avant et en arrière des nerfs optiques; une exudation purulente remplissait le fond des scissures de Sylvius; l'arachnoïde de la base était, en général, épaissie, et avait perdu sa transparence; cette membrane était encore épaissie et infiltrée sur l'éminence vermiculaire supérieure; cervelet, mésocéphale sains; les vaisseaux étaient injectés sur tout le trajet de la moelle épinière. Vers la fin de la région dorsale et le commencement de la région lombaire , l'arachnoïde opaline était adhérente à la moelle, et celle-ci, dans la même étendue, se trouvait ramollie. Où existait cette altération, la substance médullaire était d'un blanc sale et parsemé de stries rouges. Dans quelques points, ce ramollissement était porté jusqu'à la diffluence. La malade avait encore remué les jambes et avait uriné volontairement le 25, jour de sa mort.

Tubercules pulmonaires ; ganglions bronchiques rouges et développés.

Rougeur violacée de quelques rides de la membrane muqueuse de l'estomac; quelques plaques piquetées le long de la petite courbure et vers le pylore ; consistance naturelle de la membrane muqueuse stomacale ; ganglions mésentériques sains. La membrane muqueuse du duodénum présentait une teinte rose pâle ; les follicules de cette portion de l'intestin étaient très apparents et développés. La face interne du jéjunum affectait une coloration d'un rouge vif. Cette coloration était plus foncée vers certains points. La membrane muqueuse de l'iléon était aussi très rouge et très injectée ; en quelques endroits elle était comme boursoufflée. Les follicules isolés et les glandes agminées de l'intestin grêle étaient développés; quelques-uns des follicules isolés étaient jaunâtres, d'autres rouges, et la pression faisait suinter de ces derniers un liquide purulent. Les plaques de Peyer étaient pour la plupart boursoufflées à la circonférence et déprimées à leur centre, quelques-unes étaient d'un blanc-jaune, d'autres d'un rouge foncé et violacé ; la pression faisait suinter à la surface de quelques-unes, des gouttelettes de pus. Un mucus sanguinolent recouvrait toute la surface interne de l'intestin grêle; il existait plusieurs ulcérations dans le cœcum ; la membrane muqueuse du reste du gros intestin pâle, ne présentait d'ailleurs aucune trace de phlogose.

Foie gorgé de sang ; vésicule biliaire pleine et distendue.

Rate, reins, vessie, etc., etc., à l'état sain.

13ᵉ *Observation.*

Age, 3 ans. — Céphalalgie. — Pas de vomissements. — Fièvre. — Mouvements convulsifs de la face. — Tremblements légers de la tête. — Mâchoires serrées. — Rigidité du bras droit. — Contracture des doigts. — Mutité.

Traces évidentes de phlegmasie vers la convexité des membranes. — Injection. — Pas d'épanchement ventriculaire. — Pas de ramollissement des parties centrales.

Pellier (Aldegonde), âgée de trois ans, fut reçue le 23 janvier à l'hôpital des Enfants. Cette petite fille avait eue récemment la rougeole. Depuis les premiers jours du mois elle toussait, se plaignait de la poitrine, de la tête ; elle maigrissait, mais n'avait point éprouvé de vomissements.

Le jour de son entrée à l'hôpital : fièvre ; figure colorée ; mouvements convulsifs de la face ; tremblements légers de la tête ; mâchoires serrées ; rigidité du bras droit ; contracture des doigts des mains; nulle réponse; soif vive; insensibilité à la saignée : mort, le lendemain de l'admission à l'hospice.

Autopsie.

Tête. —A gauche et vers l'angle antérieur et supérieur du pariétal existait une exudation purulente à la surface de l'arachnoïde, et vers ce point toutes les membranes étaient adhérentes entre elles et à la substance du cerveau; toute la partie restante de l'arachnoïde qui recouvre la convexité des hémisphères du cerveau était transparente, paraissait saine; mais le réseau capillaire de la pie-mère était, vers la même région, sensiblement injecté. Du reste, les parties centrales du cerveau et la base de ce viscère, ne présentaient rien de particulier ; ses cavités ne contenaient aucune quantité notable de sérosité.

Thorax. —Tubercules pulmonaires ; cavernes dans les poumons ; tubercules bronchiques.

Abdomen. —La membrane muqueuse de l'estomac était légèrement injectée. Vers la fin de l'intestin grêle et le commencement du gros intestin se trouvaient quelques follicules agglomérés, rouges et boursoufflés.

14ᶜ *Observation.*

Age, 2 ans et demi. — Vomissements, constipation. — Somnolence ; pouls fréquent. — Renversement de la tête en arrière. — Pupilles dilatées, oscillantes. — Respiration inégale, suspirieuse. — Changements brusques de coloration de la face. — Diminution du mouvement des bras. — Insensibilité de l'œil à la lumière. — Mâchonnements.

Vaisseaux de la superficie injectés. — Circonvolutions déprimées. — Granulations vers la périphérie. — Epanchement ventriculaire. — Ramollissement de la cloison et du trigone. — Traces de phlegmasie à la base.

Leroy (Marie), âgée de deux ans et demie, fut admise le 13 octobre 1826 à l'hôpital des Enfants. (Renseignements.) L'invasion de la maladie datait du 8 du présent mois. Perte d'appétit, vomissements, constipation ; mouvements irréguliers et sorte de tortillements des membres ; pas de perte de connaissance ; depuis le 12, état de somnolence.

1re *visite le 14 octobre.* Le pouls était assez vibrant et battait 104 fois par minute ; la chaleur de la peau était naturelle ; la sensibilité et la motilité intègres ; il y avait de l'abattement, de la somnolence. Le 16, pouls, 120 ; peau chaude ; soif ; déglutition bruyante, difficile, suivie de toux ; figure rouge ; renversement de la tête en arrière ; pupilles dilatées et oscillantes ; respiration suspirieuse ; 2 selles. *Le* 17, pouls fréquent, irrégulier ; respiration inégale ; 3 selles. Vomissement dans la soirée. Même état le 18. *Le* 19, assoupissement plus complet ; changements brusques de coloration de la face, qui devenait alternativement rouge et pâle ; respiration inégale ; soupirs ; pouls irrégulier, 116 pulsations environ par minute. Dilatation des pupilles ; insensibilité de l'œil à la lumière, même à celle d'une bougie. L'enfant criait et remuait ses jambes quand on le pinçait ; il criait aussi mais ne retirait pas ses bras lorsqu'on en pressait la peau. *Le* 21, tête fortement renversée en arrière ; yeux fixes, tournés en haut, divergents ; mâchonements ; respiration haute, suspirieuse ; nausées ; vomissements. Mort le 22 sans convulsions.

Résumé du traitement suivi.

Le 16 { sangsues derrière les oreilles.
{ calomel.

Le 18, sangsues derrière les oreilles.
Le 19, calomel, synapismes au jambes.
Le 20, calomel.
Le 21, vésicatoire volant à l'épigastre.

Autopsie cadavérique le 24.

La pupille droite était plus dilatée que celle du côté gauche. Les vaisseaux superficiels du cerveau étaient in-

jectés, les circonvolutions cérébrales légèrement déprimées ;
du reste, l'arachnoïde s'en détachait aisément. Dans les
scissures de Sylvius, surtout à gauche, existaient des granulations miliaires assez nombreuses, comparables à celles
que présentent quelquefois les plèvres, mais plus petites.
Dans ces deux scissures, l'arachnoïde était opaque, épaissie ;
et vers leur partie la plus déclive, le tissu sous-arachnoïdien était infiltré de sérosité. La coloration et la consistance des deux substances des hémisphères cérébraux
n'offraient rien de particulier. Les ventricules latéraux
étaient dilatés, surtout en arrière, et contenaient environ
ℨij d'une sérosité très peu louche. La cloison était intacte ;
mais elle se déchirait aisément ; elle était évidemment ramollie, ainsi que la partie moyenne du trigone cérébral. Les
autres parties du cerveau étaient généralement fermes. Un
tubercule de la grosseur d'un petit pois se trouvait dans la
substance grise du cerveau, vers la partie postérieure et
latérale du lobe moyen. A la base des lobes antérieures ,
le tissu de la pie-mère était injecté d'une manière sensible
et contenait des granulations semblables à celles précédemment indiquées. Les membranes de la base vers le mésocéphale et vers les points, où du cervelet, elles se ré-
fléchissent sur les lobes postérieures du cerveau, présentaient une teinte opaline, et çà et là étaient infiltrées (infiltration jaunâtre) ou adhéraient à la substance du cerveau.
La substance du cervelet, du mésocéphale, etc., n'offrait rien de particulier.

Les poumons contenaient des tubercules ; les ganglions
bronchiques étaient entièrement tuberculeux.

La membrane muqueuse intestinale, vers la fin du petit
intestin et celle du gros, présentait quelques rougeurs.

L'inspection des autres organes n'offrait rien de remarquable.

15e *Observation.*

Age, 4 ans. — Pouls fréquent. — Assoupissement momentané. —
Nausées, vomissements. — Pas de céphalalgie. — Sensibilité augmentée. — Cris au moindre attouchement. — Renversement de la tête
en arrière. — Tremblement léger des mains. — Pas de paralysie. —
Sinus gorgés de sang. — Suffusion sanguine à la surface des hémisphères ; épanchement de sang sous l'arachnoïde. — Ramollissement
coloré par le sang, très étendu à droite. — Grands désordres ; perforation, etc. — Corps striés et couches optiques ayant participé au ramollissement. — Perforation de l'estomac, etc.

Vauguenet (Caroline), âgée de 4 ans, entra à l'hôpital des Enfants le 8 janvier 1826. Elle avait le teint pâle, le ventre gros ; son embompoint était ordinaire. Depuis 8 jours elle avait perdu son appétit et sa gaîté. Ne se plaignait pas de la tête ; criailleries, assoupissements momentanés, nausées, vomissements, fièvre ; tels étaient les symptômes qui avaient été remarqués par les parents pendant ce laps de temps. A la visite du 9, la chaleur de la peau était naturelle ; le pouls battait 126 par minute ; le ventre était tendu, balloné ; la soif vive ; la langue sale, blanche, cotonneuse ; il existait un peu de toux, mais nulle envie de vomir ; l'enfant était couché sur le dos, dans un état de demi-somnolence, criant et s'irritant beaucoup quand on le touchait. Nul changement dans sa situation jusqu'au 11 du courant. Le 11, renversement de la tête en arrière ; le 21, lèvres saignantes ; abattement ; légers tremblements des membres ; pas d'assoupissement. Le 22, dévoiement ; peau brûlante ; légers mouvements convulsifs de la face et des membres, auxquels mit fin la mort, le 13, à 4 heures du matin.

Autopsie le 24 janvier.

Les sinus de la dure-mère étaient remplis de sang noir, en arrière et en haut, à la surface de l'hémisphère droit existait une suffusion sanguine très prononcée ; les méninges vers ce point paraissaient infiltrées de sang. Dans le tissu même de la pie-mère, entre les circonvolutions cérébrales, se trouvait un caillot de sang noir. Un caillot semblable, et du volume à peu près d'une demi-noix, existait dans la substance même du cerveau, au-dessus du centre ovale de Vieussens. Partout en arrière et à droite la substance cérébrale (dans l'étendue de 4 à 5 pouces) était jaunâtre, molle, diffluente, ecchymosée, et çà et là piquetée de traces de sang noir. En continuant de couper le cerveau par tranches, on rencontrait de nouveau de ces sortes d'ecchymoses de la substance cérébrale, ayant quelqu'analogie avec les taches du purpura hémorrhagica. Plus profondément encore, et toujours dans la même direction, la substance cérébrale ramollie présentait une perforation qui conduisait dans le ventricule latéral droit. Les parois du ventricule offraient en arrière des taches semblables à celles qui ont déjà été remarquées ; quelques-unes se trouvaient aussi vers la partie postérieure de l'hémisphère gauche, en arrière du ventricule de ce côté. Il n'existait que *très peu* de sérosité sanguinolente dans chaque ventricule. Les veines des plexus choroïdes étaient très gorgées de sang; il semblait qu'on eût poussé une injection dans les veines de Galien. Le septum médian était intact et non ramolli, mais les piliers antérieur et postérieur à droite paraissaient avoir participé au ramollissement indiqué. La couche optique droite était inégale et plus volumineuse que la gauche, son tissu renfermait une foule de caillots qui semblaient correspondre aux saillies qu'elle formait extérieurement; sa substance du reste était jaune et un peu ramollie; le ramollissement suivi jusque là se terminait près des tubercules quadrijumeaux. Les corps striés et les pédoncules antérieurs contenaient aussi de ces sortes d'ecchymoses. Il n'y avait rien de remarquable d'ailleurs à la base du cerveau.

Trachée artère et bronches saines; quelques points du tissu pulmonaire se trouvaient engoués. Le péricarde était rempli de sérosité citrine; environ ʒij d'un liquide noirâtre était épanché dans la cavité abdominale; les intestins étaient contractés; le péritoine ne paraissait pas injecté, et cependant une perforation de la grandeur d'un pouce existait à l'estomac, vers la petite courbure à un demi-pouce du cardia. Les bords de cette perforation étaient amincis et frangés ; la membrane séreuse dépassait les bords de la membrane muqueuse. La membrane muqueuse de l'estomac était généralement pâle et marbrée de jaune; elle était ramollie vers le cardia et le grand cul-de-sac. Quelques plaques de Peyer, et follicules isolés avaient acquis un peu de développement, mais sans rougeur. Toute la membrane muqueuse du tube digestif en général était pâle; du reste rien autre chose de remarquable.

<hr>

16ᵉ *Observation.*

<hr>

Age , 7 ans. — Etat comateux. — Dilatation inégale des pupilles. — Tiraillement en dehors de la commissure de la lèvre droite. — Respiration suspirieuse. — Tremblement et agitation du bras droit. — Paralysie du sentiment et du mouvement du bras gauche. — Vaisseaux de la superficie gorgés de sang. — Traces de phlegmasie vers la convexité, surtout à droite. — Peu d'épanchement ventriculaire. — Ramollissement blanc du trigone et de la couche superficielle et supérieure du corps calleux.

<hr>

Villeux (François), âgé de 7 ans, placé depuis long-temps

dans la salle St-Jean de l'hôpital des Enfants, était affecté d'une teigne faveuse, d'une othorrée double et d'une carie vertébrale. Atteint le 12 février 1827 d'une nouvelle maladie (*hydrocéphale aiguë*); il succomba en peu de jours.

Les symptômes les plus saillants qui se manifestèrent pendant le cours de cette dernière maladie furent les suivants : État comateux; dilatation inégale des pupilles; tiraillement en dehors de la commissure droite des lèvres; respiration suspirieuse; tremblement et agitation du bras droit; paralysie du sentiment et du mouvement du bras gauche.

Autopsie.

———

Vaisseaux de la superficie du cerveau gorgés de sang; teinte opaline de l'arachnoïde; infiltration gélatiniforme de la pie-mère qui recouvre la convexité des hémisphères cérébraux, sur-tout à droite. Une demi-cuillerée de sérosité se trouvait dans chaque ventricule latéral; le septum était intègre; ramollissement crêmeux du trigone cérébral; même ramollissement de la couche supérieure et superficielle du corps-calleux. Rien autre chose de remarquable, ni du côté du cerveau, ni vers les autres organes.

———

17e *Observation.*

———

Age, 12 ans. — Céphalalgie. — Paupière gauche tombante. — Délire. — Assoupissement. — Constipation. — Pouls fréquent. — Réponses tardives. — Sensibilité générale obtuse. — Changements brusques de coloration de la face. — Dilatation des pupilles. — Perte de la vue à gauche. — Paralysie des muscles de la face à gauche. — Respiration inégale, suspirieuse. — Convulsions ; mort.
Arachnoïde de la convexité sèche. — Pie-mère injectée. — Epanchement très médiocre. — Ramollissement des ventricules. — Cloison intacte. — Traces de phlegmasie en arrière des nerfs optiques.

———

Chamillon (Louise-Victoire), âgée de 12 ans, fut reçue à l'hôpital des Enfants malades le 21 mai. Depuis *long-temps* elle se plaignait de maux de tête; mais depuis à peu près cinq jours, on avait remarqué que sa paupière supérieure gauche était tombante, et que l'œil du même côté était insensible à l'action de la lumière. Cette jeune fille, en outre, depuis la même époque, était devenue difficile et d'une humeur chagrine, par fois même elle délirait ou tombait dans l'assoupissement; elle était d'ailleurs constipée, mais n'avait point vomi. *Le 22 mai.* Pouls donnant 104 pulsations par minute; état de somnolence; réponses tardives, incertaines; douleur sus-orbitaire à gauche. Sensibilité générale, obtuse; changements brusques de coloration de la figure; dilatation des pupilles; paralysie de la paupière supérieure gauche; perte de la vue de ce côté; paralysie des muscles de la face à gauche aussi; motilité des membres conservés.

Symptômes nouveaux ou modifications survenues les jours suivants dans les symptômes précédents : *Le 25 mai.* respiration inégale, suspirieuse; pouls, 132 pulsations; pupilles très dilatées; couche albumineuse déposée à la surface de la cornée; lèvres encroûtées; extrémités froides; peu de diarrhée. *Le 29 mai.* Chaleur à la peau; respiration stertoreuse. *Le 30 mai.* Mouvements convulsifs; mort.

Autopsie cadavérique le 1ᵉʳ juin.

Tête. Circonvolutions cérébrales aplaties, déprimées; arachnoïde de la superficie des hémisphères sèche; réseau de la pie-mère injecté, gorgé de sang; ℥ij environ de sérosité limpide dans les ventricules du cerveau. Les parois des ventricules latéraux en avant et en arrière offraient l'aspect et la consistance du lait caillé; le trigone cérébral présentait aussi cette sorte de ramollissement blanc, mais le septum médian était intact et n'avait point pris part à ce genre d'altération. A la base du cerveau, en arrière du carré des nerfs optiques existait, dans une étendue assez grande, une infiltration gélatiniforme, accompagnée vers quelques points d'exudation plastique.

Thorax. Les ganglions bronchiques étaient transformés en tubercules. La membrane muqueuse bronchique offrait quelques rougeurs, surtout à droite et entre les cerceaux cartilagineux du canal aérien; le poumon gauche était sain; le droit se trouvait çà et là partiellement engoué; ni l'un ni l'autre ne contenaient de tubercules.

Abd. La plupart des ganglions mésentériques étaient tuberculeux. Quelques follicules étaient développés, et quelques rougeurs existaient à la surface interne et vers la partie inférieure de l'intestin grêle. Les reins, le foie, la rate, contenaient des tubercules miliaires.

Notes relatives à quelques observations de maladies cérébrales.

Mésent, âgé de 3 ans, apporté le 29 et mort le 30 mai à

l'hôpital des Enfants malades. (Diagnostic , hydrocéphale aiguë.) Symptômes principaux : Yeux continuellement mobiles ; pupilles insensibles et dilatées ; coma ; sensibilité générale obtuse ; pouls petit, fréquent ; peau chaude ; râlement : mort.

A l'autopsie : Méningite de la base ; épanchement de sérosité dans les ventricules cérébraux ; ramollissement *crémeux* des parties centrales du cerveau. (Trigone, septum.) Tubercules bronchiques, pulmonaires et mésentériques ; gastro-entérite.

Garent (Aimable), âgé de 8 ans, malade depuis 15 jours, entra le 3 et mourut le 10 juillet à l'hôpital des Enfants. Fièvre, céphalalgie et vomissements au début ; constipation. *Symptômes principaux :* Coma ; abolition des facultés intellectuelles et de rapport ; rigidité paralytique des membres.

Autopsie cadavérique.

Méningite de la convexité et de la base ; ramollissement blanc du trigone et du septum ; peu de sérosité épanchée dans les sinus du cerveau ; pneumonie partielle gauche tubercules pulmonaires.

Verger (Joseph), placé le 28 avril au n° 8 de la salle Saint-Jean. Phénomènes morbides, expressifs, appartenant à l'hydrocéphale aiguë. Méningite de la base ; ramollissement blanc des parties centrales du cerveau. Tubercules pulmonaires et bronchiques.

Chez le nommé Sellier (Joseph), âgé de 6 ans et demi, et dont l'état morbide avait été exprimé par le diagnostic suivant : *Gastro-entérite avec symptômes ataxiques.* On trouva à l'autopsie des lésions appartenant 1° (du côté du ventre) à une phlegmasie gastro-intestinale ; 2° (du côté de la tête) à une méningite de la base.

Chez le nommé Lortroy (Henri), âgé de 12 ans, reçu le 9 et mort le 11 avril à l'hôpital des Enfants, et qui avait aussi présenté les phénomènes expressifs attribués à l'hydrocéphale aiguë, on reconnut à l'autopsie les lésions suivantes : Sécheresse ; opacité de l'arachnoïde qui recouvre la convexité des hémisphères cérébraux ; exudation plas-

tique; infiltration; enfin traces de phlegmasie encore plus
marquées à la base du cerveau; ramollissement crémeux
des parties moyennes. Tubercules bronchiques et pulmonaires; traces de phlegmasie gastro-intestinale.

Un enfant âgé de 6 ans, placé au n° 18 de la salle St-Jean
de l'hôpital des Enfants, succomba le 8 octobre 1827, aux
suites d'une hydrocéphale aiguë, après avoir résisté pendant 17 à 20 jours aux atteintes de cette maladie.
(Dans la dernière période de la maladie, coma; résolution paralytique générale.)

Autopsie cadavérique.

Ramollissement blanc du trigone cérébral; injection vers
l'ergot; sérosité peu abondante, épanchée dans les ventricules cérébraux; épaississement et opacité des membranes
à la base du cerveau.

Chez une jeune fille nommée Boncier (Clara) (idiote),
morte à l'hôpital des Enfants (hydrocéphale chronique,
puis hydrocéphale aiguë), on trouva à l'autopsie les ventricules latéraux considérablement dilatés et remplis de
ℨvj au moins de sérosité; leur ouverture de communication
avec le ventricule moyen très agrandie; la voûte et la cloison médiane diffluentes; l'arachnoïde des ventricules latéraux rugueuse, épaissie, comme chagrinée, couverte de
petites granulations. L'arachnoïde de la base était altérée
d'une manière semblable.
Symptômes principaux observés pendant les derniers
temps de la maladie : Cris, grincements de dents, roulement des yeux, dilatation inégale des pupilles.

26ᵉ *Observation.*

Age, 3 ans.—Assoupissement comateux.—Sensibilité et motilité intègres.—Perte de connnaissance.—Grincements de dents.—Changements brusques de coloration de la face.—Respiration inégale.—Un
peu de toux.
Faible injection du cerveau.— Rien autre chose de remarquable du côté
de la tête. — Dothinentérite.

Vandermulh (Augustin), âgé de trois ans, fut déposé le

3o novembre à l'hôpital des Enfans, il y mourut le lendemain de son entrée. Voici ce que l'on put observer durant
le court séjour qu'il fit à l'hôpital : assoupissement interrompu par des criailleries ; perte de connaissance ; sensibilité et motilité intègres ; pupilles naturellement dilatées ;
grincements de dents ; changements brusques de coloration
de la face ; respiration inégale ; constipation ; un peu de
toux.

Autopsie cadavérique.

Tête. Suffusion sanguine sur les faces latérales des hémisphères cérébraux ; vaisseaux superficiels de la convexité
assez injectés. La substance blanche était légèrement sablée, mais nul épanchement n'existait dans les ventricules
du cerveau ; les parties moyennes étaient fermes, et rien
de remarquable ne se trouvait à la base.

Thorax. Quelques bronches gauches et la trachée étaient
colorées en rouge ; les ganglions bronchiques étaient développés et rouges ; il existait de l'engouement vers le
bord postérieur du poumon droit et une portion de son
lobe inférieur était hépatisée.

Abdomen. Sous le rapport de sa consistance et de sa coloration, la membrane muqueuse de l'estomac ne présentait rien de particulier, les ganglions mésenteriques étaient
généralement rouges et développés ; rien de remarquable
non plus ne se voyait dans le duodénum et le jejunum ; mais vers la dernière moitié de l'iléon , les plaques
de Peyer boursoufflées et comme fongueuses se présentaient
sous l'aspect des bourgeons charnus d'une plaie ; ces plaques formaient des reliefs à la surface de la membrane
muqueuse qui se trouvait en outre parsemée de follicules rouges, développés et à centres déprimés ; un réseau
capillaire très finement injecté entourait ces derniers ,
tandis que les intervalles qui se trouvaient entre les
plaques n'offraient nulle trace d'injection. Les plaques
dont il a été question étaient au nombre de trente et
abondaient surtout vers les deux derniers pieds de l'intestin iléon ; la valvule iléo-cœcale présentait aussi des
traces de phlegmasie pustuleuse. Quelques taches brunes
se remarquaient encore à la surface du cœcum et du colon;
mais elles étaient peu nombreuses.

27e *Observation.*

Âge, 10 ans. — Maux de tête , nausées ,. vomissemeuts , agitation , insomnie , délire. — Pouls fréquent. — Réponses lentes. — Pupilles contractées ou naturellement dilatées. — Sensibilité de la peau exaltée. — Épigastre sensible. — Respiration inégale. — Soupirs. — Stomatite couenneuse.
Nulle trace de phlegmasie dans le cerveau. — Pas d'épanchement dans les ventricules. — Dothinentérite.

Vanier, Magdeleine , âgée de dix ans, fut apportée le 19 février à l'hôpital des enfants. Depuis douze jours elle éprouvait des maux de tête , des nausées, des vomissements ; peu de temps après l'apparition de ces prodromes on lui avait fait prendre de l'ipécacuanha, et dès lors s'était manifesté de la douleur au ventre , de la diarrhée. Le jour, cette petite malade était assoupie, ne répondait pas ; le soir, elle était agitée ; elle passait la nuit dans l'insomnie et le délire. Le 20 , pouls 104 pulsations ; chaleur de la peau naturelle ; assoupissement, réponses lentes , incertaines ; pupilles contractiles et naturellement dilatées ; sensibilité de la peau exaltée ; épigastre plus sensible encore que les autres régions du corps ; pas de céphalalgie. Même état les jours suivants jusqu'au 23 ; ce jour, pouls fréquent ; figure exprimant la douleur (sillon géno-labial prononcé); céphalalgie sus-orbitaire ; bouche légèrement déviée à gauche ; respiration inégale ; soupirs fréquents ; demi-somnolence ; réponses toujours tardives ; pas de douleur au ventre ; mauvaise humeur ; susceptibilité ou sensibilité telle qu'on ne peut toucher la malade sans la faire crier ; salivation ; de temps à autre une selle. Le 25, pouls 128 ; elle éprouve la nuit de l'agitation , du délire ; inflammation couenneuse des gencives. Le 1er mars, renversement de la tête en arrière ; rigidité cervicale ; mort le 3 mars.

Autopsie.

Tete. L'arachnoïde de la convexité était humide , la substance cérébrale n'offrait ni consistance, ni coloration insolite ; à peine existait-il quelques gouttelettes de sérosité transparente dans les ventricules du cerveau. Les parties centrales étaient fermes , intactes , il n'existait rien à la base du cerveau.

Abdomen. Le fond de la muqueuse stomacale était d'un gris pâle ; çà et là existaient quelques points piquetés de rouge et quelques plaques brunes autour desquelles la consistance de la membrane semblait un peu diminuée. La membrane muqueuse du tiers supérieur de l'intestin grèle était généralement pâle ; vers le tiers moyen de la surface interne de ce tube, un grand nombre de follicules isolés étaient rouges et tuméfiés ; vers la fin de l'iléon et dans le cœcum se remarquaient de nombreuses plaques de *Peyer* rouges et boursoufflées ; de semblables plaques accompagnées d'une injection légère se montraient encore à l'origine du colon, mais toute trace de phlegmasie cessait un peu plus loin, et la membrane muqueuse du reste du colon n'offrait de remarquable que sa pâleur.

Nulle lésion appréciable dans les autres organes.

28ᵉ *Observation.*

Age, 11 ans. — Céphalalgie, vomissements. — Agitation. — Délire. — Assoupissement comateux. — Strabisme. — Insensibilité des pupilles à la lumière. — Soupirs. — Sensibilité générale obtuse. — Pouls fréquent.

Injection des vaisseaux de la superficie, exudation puriforme. —quelques traces d'exudation puriforme vers la base. —Le septum lucidum seul un peu plus mou qu'à l'ordinaire.

Une jeune fille, âgée de onze ans, très sujette dans son enfance aux ophthalmies, aux engorgements glanduleux, présentant, en un mot, tous les caractères du tempérament scrofuleux, entra à l'hôpital le 11 juillet 1830. Elle éprouvait depuis un mois des douleurs de tête; elle fut à la même époque prise de vomissements, très rapprochés d'abord, mais qui devinrent de plus en plus éloignés. Elle avait rendu des ascarides, il y avait quelques jours. Il s'était manifesté depuis deux jours de l'agitation et du délire : le 10, il a été si intense qu'on a été obligé d'attacher la malade. 10 sangsues lui ont été appliquées derrière chaque oreille.

Le 11, le délire avait cessé, la malade était plongée dans un état de stupeur et de somnolence dont il était difficile de la tirer; les pupilles n'étaient pas dilatées, mais elles étaient insensibles à la lumière. Strabisme; pas de grincements de dents. Face pâle; soupirs prolongés par intervalle; la contractilité musculaire n'est pas affaiblie, mais la sensibilité est très obtuse ; lorsqu'on pinçait fortement la peau des doigts la malade les remuait à peine : elle ne paraissait pas éprouver une vive douleur. Le pouls était faible et fréquent (108 pulsations); la langue humide, couverte d'un enduit blanchâtre ; le ventre ne paraissait pas douloureux ; deux évacuations alvines avaient eu lieu à la suite d'un lavement. Sinapismes aux jambes, vésicatoires aux cuisses, ventouses à la nuque. Le 14 : les mêmes symptômes persistent avec plus d'intensité. La sensibilité des membres est presqu'entièrement éteinte ; assoupissement profond.

(Vésicatoire à la nuque ; sinapismes aux pieds ; potion tonique avec tilleul, extrait mou de quinquina et éther.) Mort dans la nuit,

NÉCROPSIE.

Examen de la cavité crânienne.

Injection considérable des vaisseaux superficiels des méninges ; deux points d'exudation puriforme, l'un à droite l'autre à gauche de la grande scissure interlobulaire. A la base du cerveau, près la scissure de Sylvius, quelques traînées d'exudation puriforme. Le cervelet présentait également du pus vers plusieurs points de sa surface ; le tissu cellulaire sous-arachnoïdien adjacent en était infiltré çà et là. Le septum lucidum seul paraissait plus mou qu'à l'ordinaire. Les sinus de la dure-mère contenaient des concrétions fibrineuses.

29e *Observation.*

Age, 9 ans. — Céphalalgie. — Nausées, vomissements. — Abattement, prostration, somnolence. — Sensibilité générale exaltée. — Pouls très fréquent. — Scarlatine. — Perte de connaissance, criailleries. — Délire. — Pouls irrégulier. — Tissu cellulaire sous-arachnoïdien infiltré de sérosité. — Peu de sérosité dans les ventricules. — Injection des vaisseaux de la substance du cerveau.

Un enfant âgé de 9 ans, d'une assez forte constitution, couché au n° 22 de la salle Saint - Jean, fût pris le 13 août 1831, sans cause connue de céphalalgie, de douleurs abdominales et de diarrhée. Le 14, il survint des nausées, puis des vomissements de matières bilieuses contenant un ver. Le 16, éruption de petites taches plus larges, plus nombreuses, d'un rouge plus vif que celles de la rougeole. Entrée à l'Hôpital dans la soirée du 18.

Abattement, prostation, somnolence ; la sensibilité générale est très vive, le moindre contact provoque des criailleries ; le pouls est petit, faible, extrêmement fré-

quent, toux rare , gêne de la respiration , râle crépitant
en arrière et à gauche , respiration bronchique , douleurs
de gorge , gêne de la déglutition. La nuit , délire , crial-
leries.

19. Surface du corps couverte de plaques rouges con-
fluentes aux aiselles , aux aines , sur le dos et les extrémités inférieures , les caractères d'une éruption scarlati-
neuse sont évidents. Le pouls faible, dépressible (108 pulsations), peau chaude et sèche , plus de vomissements ,
mais sensibilité du ventre à la pression , surtout vers la
région iléo-cœcale , diarrhée. Le malade n'a pas la connaissance de ce qui se passe autour de lui , il crialle de temps
en temps. Pendant le reste de la journée, pas d'amélioration ; la fréquence et la faiblesse du pouls persistent, le
délire continue, les vomiturations reviennent, et le malade
succombe à une heure du matin.

Ouverture faite le lendemain , habitude extérieure du
corps , rien de remarquable si ce n'est une teinte violacée
très prononcée des aiselles , des aines et du dos.

Cerveau. Caillot fibrineux dans le sinus longitudinal supérieur, rien dans les scissures ; les membranes se déta-
chent avec facilité , le tissu cellulaire sousarachnoïdien est
infiltré de sérosité , les plexus choroïdes sont très rouges ,
chaque ventricule latéral contient une cuillerée à café de
sérosité. La cloison demi-transparente est intacte. La substance cérébrale est peut-être un peu plus ferme que dans
l'état physiologique. Les vaisseaux cérébraux sont gorgés
de sang.

Abdomen. Deux ganglions mésentériques contiennent
de la matière tuberculeuse, les autres sont sains. La membrane muqueuse de l'estomac est saine. L'intestin grêle
contient une douzaine d'ascarides lombricoïdes. La muqueuse recouverte par un liquide jaunâtre , crémeux ,
est blanche et ne présente de rougeur que vers le bord des
valvules. Les follicules de Brunner sont très nombreux
et très saillants. Le gros intestin contient une grande
quantité de liquide verdâtre , mais la muqueuse ne présente pas d'altération notable.

Poitrine. La cavité pleurale gauche contient environ
six onces de sérosité mêlée de flocons albumineux. Fausses
membranes très étendues ; hépatisation du lobe inférieur
gauche, engouement en arrière du lobe supérieur. Ganglions bronchiques rouges et volumineux.

3o⁶ *Observation.*

Hôpital des Enfants Malades , service de M. Bonneau. Fièvre typhoïde.
— Symptômes ataxo-adynamiques , pleuro-pneumonie droite. (*Gazette des hôpitaux* , n° 45 , tome VII.)

Amade (Jean), âgé de 4 ans, apporté à l'hôpital des enfants le 25 février 1833 , dans l'état suivant : Face rouge ,
animée ; injection des conjonctives ; céphalalgie gravative ;
œil brillant, pupilles contractées, parole brève ; la langue
est effilée , rouge à la pointe et sur les bords , collante et
agitée d'un mouvement continuel , lorsque le malade veut
la tirer hors de la bouche ; rougeur et tuméfaction des
amygdales et de la luette, légère gène de la déglutition ;
soif vive, anorexie, endolorissement du ventre, léger mé-
téorisme, constipation. La peau du thorax, du ventre et
des membres supérieurs offre une éruption qui présente
une analogie complète avec la rougeole boutonneuse ; la
peau est chaude et sèche ; pouls 120 pulsations par minute ;
toux fréquente, dyspnée (48 inspirations par minute);
endolorissement de tout le côté droit du thorax, expansion
pulmonaire faible du même côté, et son obscur ; rien à
gauche.

Le 27, le malade a été très agité pendant la nuit. Pouls
petit, 130 pulsations ; soubresauts de tendons. Le 28, enduit grisâtre de la langue, des dents et des gencives ; lèvres
sèches, fendillées, yeux hagards, délire. Les taches du
ventre se sont transformées en vésicules. Pouls, 120 ; respiration à 52 ; soubresauts des tendons, ventre indolent,
selles quotidiennes, râle crépitant à droite. 1ᵉʳ *mars*. Enduit fuligineux des dents et des lèvres qui sont saignantes,
épistaxis peu abondant, délire, toux, dispnée, râle sibilant et crépitant à droite. Le 2. Nuit très agitée, cris continuels, insomnie, décomposition des traits, teinte livide
de la face, diarrhée abondante. Pouls, 132, irrégulier ;
respiration, à 60 ; son mat et souffle bronchique dans la
fosse susépineuse, râle crépitant en bas. Le 3, délire vio-
lent, respiration anxieuse, pouls petit, filiforme, 144 pulsations, pupilles contractées, yeux brillants, enduit fuligineux de la bouche. 2 selles liquides noirâtres ; les taches
des membres ont une teinte livide. Le 4 et le 5 , alternatives d'excitation et de collapsus, face plombée, délire,
cris aigus par intervalles, pouls petit et irrégulier. Mouve-

ments carphologiques des mains, respiration stertoreuse
par moments; mort dans la soirée du 5.

Ouverture 24 heures après la mort.

Les vaisseaux des méninges et de la périphérie du cerveau
sont fortement injectés. L'arachnoïde de la convexité est
moins transparente que celle de la base, cependant elle
n'est, ni adhérente, ni recouverte d'exudations. La substance grise est peut-être un peu plus rosée; d'ailleurs
rien autre chose d'appréciable, si ce n'est une once environ
de sérosité transparente dans les ventricules latéraux.

Thorax: muqueuse des bronches rouges. Ganglions inter-
bronchiques tuberculeux. Hépatisation rouge de la presque
totalité des trois lobes pulmonaires droits ; adhérences
pleurales ; pas d'épanchement. Poumon gauche sain.

Abdomen. Ganglions mésentériques rouges, volumineux
et molasses. La muqueuse gastrique est amincie et dépouillée
de ses villosités dans des points ulcérés qui sont nombreux
et peu étendus. La muqueuse de l'intestin grêle est saine,
sauf une coloration rosée des valvules jusque vers le milieu
du jejunum. A partir de ce point jusqu'au cœcum, il existe
62 plaques elliptiques, saillantes, les unes pâles, les autres
rouges, celles-ci ardoisées. Trois d'entre elles sont ulcérées. La muqueuse du cœcum est rouge, celle du reste du
gros intestin n'offre rien de particulier. (Dothinentérite).

31ᵉ *Observation.*

Hémorrhagie abdominale par déchirure du foie. — Symptômes cérébraux. (Observation communiquée par M. le docteur Laurand,
insérée dans la *Gazette des hôpitaux*, du 4 septembre 1832.)

Le 22 août, un enfant d'environ 12 ans fut rencontré
rue St-Honoré par une béarnaise dont la roue lui passa sur
le ventre dans la direction de la crête iliaque droite à la
base de la poitrine du côté opposé ; la peau du ventre ne
présentait ni ecchymose ni excoriations. L'enfant ne se
plaignait d'aucune douleur, le ventre même n'était point
sensible à la pression. Ni hémorrhagie extérieure, ni vomissements ; sueur froide, pouls à peine sensible; réponses,
mais état de stupeur. Pas de signes d'épanchement dans la
poitrine ; respiration libre. Le malade, transporté chez lui
fut saigné ; mais une syncope ne permit guère d'extraire
plus d'une once de sang. Figure pâle, exprimant la stupeur;
alternative de somnolence et d'agitation ; extrémités infé-

rieures froides ; pouls toujours faible; le petit malade semblait ne pas reconnaître sa famille qui l'entourait ; à toutes
les questions il répondait : *Laissez-moi tranquille*. Cet état
étant attribué à une commotion du cerveau, 12 sangsues
furent appliquées aux apophyses mastoïdes, un cataplasme
émollient placé sur le ventre, des sinapismes aux jambes.

Un mieux sensible suivit cette médication; l'enfant répondit plus directement aux questions, il assura de *nouveau* qu'il ne ressentait aucune douleur. Le pouls cependant
ne s'était point relevé, la pâleur de la face et l'état d'hé-
bêtude persistaient. La nuit suivante deux vomissements ;
le lendemain matin pouls vif, fréquent (130 pulsations),
peau chaude, soif, langue sans rougeur notable, intelligence nulle; rien du côté de la poitrine; pas la moindre
oppression ; ventre un peu balloné, sensible à la pression.
Vers le milieu de la journée, un vomissement, affaiblissement considérable de l'intelligence, plus de réponses,
mouvements spasmodiques; somnolence et réveils en sursaut. Le soir vers les 10 heures, les symptômes d'*inflammation* cérébrale avaient pris beaucoup plus d'intensité ;
malgré l'idée que l'on avait qu'ils n'étaient que sympathiques, c'est principalement vers la tête que le traitement
continuait d'être dirigé. Bientôt il survint des convulsions,
de la prostration, et après une courte agonie l'enfant succomba vers les 4 heures du matin.

Nécroscopie.

Crâne. Les méninges, le cerveau et le cervelet à l'état
normal ; poumon droit gorgé de sang noir; une livre environ de sérosité sanguinolente épanchée dans la cavité pleurale du même côté.

Abdomen. Vaste épanchement de sang noir; déchirure
considérable du foie vers sa face convexe près le ligament
suspenseur; autre déchirure sur sa face inférieure, suivant le trajet du sillon de la veine ombilicale; rupture
d'une des veines hépathiques à sa réunion avec la veine-
porte; rien dans les autres viscères abdominaux.

Ainsi, les lésions graves du poumon et surtout du foie
n'ont présenté que des signes obscurs, dominés par les
symptômes cérébraux. (1)

____

(1) Les détails monographiques précédents dispensent de commenter
toutes ces observations, dont quelques-unes, quoique n'ayant trait qu'à
des troubles, qu'à des perturbations, des irritations sympathiques du
cerveau, n'occupent pas moins ici une place utile après ce qui a été dit
plus haut.

32ᵉ *Observation.*

Hôpital des Enfants Malades, service de M. Bonneau. Méningite de la base du crâne, délire. (*Gazette des hôpitaux*, du 23 mars 1833.)

Ribour (Alfred), âgé de 6 ans, entra le 3 janvier 1833 à l'hôpital des Enfants. Constitution grêle. A eu précédemment la rougeole, la scarlatine et le croup. Avait fait une chute sur la tête il y avait une quinzaine de jours; la contusion légère qui en était résulté s'était dissipée sans autre accident.

Le 16 *janvier*, céphalalgie intense, vomissements de matières bilieuses verdâtres. Application de sangsues à l'épigastre et aux apophyses mastoïdes; convulsions qui se renouvellent à quelques jours de là. Le 31 *janvier*, céphalalgie intense, nouveaux vomissements; délire. Alternative de rougeur et de pâleur de la face, céphalalgie, dilatation inégale des pupilles, strabisme à gauche; le malade répond cependant à quelques-unes des questions qu'on lui adresse; loquacité. Pouls, 100 pulsations par minute, peau chaude et sèche, etc. Quelques temps après la visite, délire continu; il présente même quelque chose d'érotique. Le 3, nuit agitée, insomnie, délire continu. Carphologie. Mouvements automatiques, décubitus sur le côté droit; légère contracture des extremités inférieures. La peau conserve sa sensibilité, elle est couverte d'un grand nombre de petites taches, qui ressemblent à autant de petites ecchymoses. Pupilles dilatées, insensibles à l'action de la lumière. Ventre indolent, constipation; pouls, 84 pulsations. Respiration peu accélérée, mais inégale; 20 inspirations par minute.

Le 4, moins de somnolence, agitation, délire, loquacité, exaltation de la sensibilité de la peau. Céphalalgie. Pouls petit, fréquent, irrégulier. Le 5, pouls irrégulier à 108. Respiration inégale, 36 inspirations par minute. Assoupissement dont le malade sort par instant pour pousser des cris aigus. Contracture des membres inférieurs. Contracture des paupières, surtout à gauche. Dilatation des pupilles, immobilité de l'iris.

Le 6, coma, respiration stertoreuse, occlusion des paupières. Face alternativement rouge et pâle; résolution des membres, soubresauts des tendons; respiration lente, inégale. Pouls petit, fréquent, irrégulier (118 pulsations); constipation opiniâtre. Dans la soirée, perte presque complète de la sensibilité et de la motilité des membres. On peut le pincer fortement sans lui arracher de cris, évacuations alvines involontaires.

Le 7, nouvelles déjections involontaires. Carus, stertor, résolution des membres; néanmoins quelques mouvements carphologiques du bras gauche s'observent. Spasme de l'œsophage, déglutition des liquides très gênée. Mort dans la soirée sans sortir du coma.

Ouverture 36 heures après la mort.

Cavité céphalique : Le cerveau remplit exactement la cavité du crâne. Vaisseaux de la périphérie et des méninges gorgés de sang. L'arachnoïde de la convexité des hémisphères est sèche, mais transparente, et nullement adhérente au cerveau. Toute la portion de cette même membrane qui tapisse la base du cerveau est dense, opaque, recouverte d'exudations plastiques ou purulentes de couleur jaunâtre. Cette membrane est très épaissie en quelques points. Les bords de la scissure de Sylvius à gauche ont contracté des adhérences. Les ventricules du cerveau contiennent trois cuillerées environ de sérosité citrine. La substance grise semble plus foncée que dans l'état normal. La substance cérébrale n'offre d'ailleurs nul changement appréciable dans sa consistance. Le cervelet et la moelle paraissent à l'état sain.

Rien de remarquable dans la cavité thoracique.

Les organes de l'abdomen n'offrent point non plus de lésions dignes de fixer l'attention.

A part les évacuations sanguines indiquées précédemment, le traitement a été borné à des potions antispasmodiques avec l'acide borique, à l'emploi de purgatifs et de révulsifs appliqués à la nuque et aux jambes.

33ᵉ *Observation.*

Pneumonie masquée par des symptômes cérébraux. — Hôpital des Enfants, service de M. Guersent. (*Gazette des hôpitaux*, du 6 juillet 1833.)

Un enfant âgé de 27 mois fut reçu, le 17 mai 1833, à l'hôpital des Enfants malades. Le 10 mai dernier, il avait été pris de fièvre, de dyspnée et de vomissements; le 14, il survint du délire pendant la nuit; puis les jours suivants, il se manifesta de l'assoupissement qui persista jusqu'au 17 mai. Le 17 à la visite, la face était pâle, les pupilles dilatées, la toux fréquente, la respiration accélérée (56 inspirations); pouls, 144 pulsations par minute; oppression considérable; râle sous crépitant inférieurement à gauche, souffle tubaire à droite. Son obscur inférieurement des deux côtés. Somnolence, mais nulle paralysie du mouvement et du sentiment; décubitus dorsal. Persistance des mêmes symptômes jusqu'à la mort, arrivée le 21.

Ouverture 12 heures après la mort.

Tête. Le sinus longitudinal supérieur contient un caillot fibrineux assez volumineux. Les vaisseaux des méninges et de la périphérie sont notablement injectés. La cavité de l'arachnoïde contient environ trois cuillerées de sérosité. Du reste, cette membrane conserve sa transparence; elle est ferme et n'adhère en aucun point à la surface des circonvolutions. Du reste, nul changement appréciable, soit dans la coloration, soit dans la consistance de la substance cérébrale. Les ventricules ne présentent non plus aucune particularité.

Poitrine. La muqueuse des bronches est rosée. Pneumonie partielle double; peu d'adhérences pleurétiques.

Abdomen. Rien de remarquable; les viscères paraissent n'avoir subi aucune lésion.

34e *Observation.*

Dans le n° 72 de la *Gazette des Hôpitaux*, se trouvent détaillées les observations que je ne fais qu'indiquer.

1° Coqueluche compliquée de pneumonie et de stomatite pseudo-membraneuse chez un garçon âgé de 12 ans; les deux derniers jours, symptômes convulsifs, et la mort survint au milieu d'un accès; noyaux d'hépatisation dans les deux poumons, excavation tuberculeuse, tubercules. *Crâne.* Injection des vaisseaux des méninges et de la périphérie du cerveau; infiltration du tissu cellulaire sus-arachnoïdien; teinte opaline de l'arachnoïde, qui n'adhère en aucun point. Quelques gouttes de sérosité dans les ventricules latéraux.

35e *Observation.*

2° Coqueluche survenue à l'hôpital, chez un enfant de deux ans et demi atteint d'une paralysie du membre inférieur gauche, mort au bout de quelques jours, à la suite de symptômes cérébraux. La paralysie s'était manifestée il y avait environ cinq semaines à la suite de convulsions survenues inopinément. Trois jours avant la mort, des symptômes convulsifs éclatent et se renouvellent jusqu'à la fin.

Nécropsie. Crâne. L'arachnoïde était parfaitement transparente et nullement adhérente. Les vaisseaux de la pie - mère notablement injectés. La substance cérébrale offre un piqueté assez prononcé. Du reste, nul épanchement. Nulle altération du côté de la moelle épinière.

Suivant M. Guerseut, la paralysie était indépendante d'une lésion organique du cerveau et de la moelle, et lui a paru exclusivement liée à une modification du système nerveux de l'organe affecté, modification insaisissable sur le cadavre.

Dans les réflexions auxquelles ces observations donnent lieu, il est encore dit que les symptômes cérébraux furent dans ces cas purement sympathiques, et plutôt la cause que l'effet de la congestion vasculaire du cerveau et des méninges.

36e *Observation.*

Service de M. Petit. (*Gazette des hôpitaux*, du 22 juin 1833.) Observation recueillie et publiée par M. Montault. Entérite typhoïde, pneumonie, encéphalite, arachnitis, inflammation du sinus longitudinal supérieur et des veines de la convexité.

Une jeune fille, âgée de vingt ans, domestique, entra à l'Hôtel-Dieu le 20 avril 1833, se disant malade depuis huit jours, à Paris depuis neuf mois; elle présentait les symptômes d'une gastro-entérite et d'une bronchite légères réunies (fièvre catarrhale des auteurs); une diarrhée abondante, la rougeur et la sécheresse de la langue, des reponses brèves et tardives, de la morosité, vinrent bientôt changer cet état, qui, eu égard au séjour récent de la malade à Paris, fut regardé comme un commencement de fièvre typhoïde. Sangsues à plusieurs reprises à l'épigastre et derrière les oreilles; tisane et lavements adoucissants: diète sévère.

Le 2 *Mai.* Langue moins rouge, peau sèche, diarrhée abondante; menace de prostration. On ajoute un gros d'acétate d'ammoniaque liquide dans la tisane; sangsues derrière les oreilles.

Le lendemain on observa le même état et en outre les symptômes d'une bronchite double et d'une pleuro-pneumonie à droite. Vingt sangsues sur ce côté.

Les jours suivants, morosité. Interrogée sur sa santé, la malade répond qu'elle se trouve bien; indifférence complète sur tout ce qui peut fixer l'attention. Quelquefois la tête reste tournée à droite, tantôt à gauche, et les tentatives pour la redresser font éprouver beaucoup de douleurs; douleur vive, qui est prise pour rhumatismale, fixée à l'épaule droite, où l'on applique un cataplasme synapisé

9 *mai.* Taciturnité et morosité plus grandes; décubitus sur le côté gauche, le tronc recourbé en avant, les cuisses fléchies sur le ventre, tous les muscles étant dans un état de contraction tonique (emprostotonos). Si l'on veut faire asseoir la malade, tout le corps est raide et comme d'une seule pièce. On soupçonne une affection de la moelle et on applique un synapisme le long de la colonne vertébrale.

10 *mai.* Sons plaintifs et continuels, absence de parole, convulsions dans tout le côté gauche du corps, surtout dans le bras, dont le pouce est rentré en dedans comme dans l'épilepsie, et qui est contracturé dans sa totalité pendant la durée de ces spasmes, lesquels après cinq ou dix minutes, font place à la résolution des parties. On ne remarque point les mêmes symptômes dans le côté droit du corps. En pinçant fortement la peau, soit à droite, soit à gauche, on n'excite aucun mouvement, mais les plaintes de la malade semblent augmenter; tête tournée à gauche, pupilles très dilatées, yeux tournés en haut et à droite, immobiles. 10 sangsues sur le trajet des veines jugulaires, synapismes aux jambes.

10 *mai au soir.* Etat comateux, pupilles toujours dilatées, plaintes continuelles, respiration difficile et fréquente, pouls très fréquent, non développé; toux, catarrhale; tête revenue à la rectitude naturelle; paupière supérieure abaissée au-devant du globe de l'œil; membres du côté gauche à demi contracturés, non agités convulsivement. On soupçonne l'existence d'une encéphalite dans l'hémisphère droit du cerveau, vers les ganglions optiques et striés. Application de glace sur la tête.

11 *mai*. Peau chaude, en moiteur ; tête dans l'état de rectitude ; pupilles moins dilatées que la veille ; la malade essaie inutilement de tirer la langue lorsqu'on le lui demande ; état comateux ; convulsions seulement dans le bras gauche qui, à demi contracturé, tend à être rapproché du tronc par saccades convulsives : ces convulsions font ensuite place à la résolution. 10 sangsues de chaque côté du col, vésicatoires aux cuisses, glace sur la tête ; pour tisane, hydromel avec addition de tamarin et d'un grain d'émétique. Le soir, état comateux, résolution et insensibilité générale ; pouls très petit et très fréquent, respiration très accélérée et suspirieuse ; mort dans le milieu de la nuit.

Examen du cadavre 33 heures après la mort.

Tête. Quelques traces récentes d'exudation albumineuse dans la cavité de l'arachnoïde et à droite et à gauche du sinus longitudinal supérieur, qui adhère, ainsi que la faux du cerveau à la face interne des deux hémisphères, à l'aide de fausses membranes et par les veines qui s'y rendent de la pulpe nerveuse ; ce sinus contient dans toute son étendue du sang coagulé, et au centre des caillots (de distance en distance, du pus jaunâtre et liquide) ; on trouve principalement le pus au niveau des points où viennent déboucher dans ce sinus les veines qui rapportent le sang de la convexité de la face interne des hémisphères. Les veines sont dures, distendues par du sang coagulé et ressemblent à de petites cordes ; les sinus latéraux contiennent aussi du sang coagulé. On voit à la convexité des hémisphères un pointillé rouge, couleur lie de vin dans quelques endroits, qui existe dans toute l'étendue de cette convexité, et en profondeur à un pouce environ de la superficie du cerveau, mais sans pénétrer jusques dans les ventricules, et diminuant d'autant plus qu'il pénètre plus profondément dans la substance médullaire : cette encéphalite était donc plus intense à la surface convexe des hémisphères, qui présentait en outre un léger ramollissement rouge dans plusieurs points, mais notamment dans l'étendue d'un demi-pouce cube environ à droite et à gauche de la grande scissure médiane, vers la réunion du tiers postérieur avec les deux tiers antérieurs. Les ventricules semblaient avoir une ampleur ordinaire. Les corps striés et les couches optiques à droite comme à gauche, étaient exempts d'altération. Il en était de même pour les autres parties de l'encéphale.

Abdomen. Estomac, rien de particulier. 3 ulcérations à

un pied environ de la valvule de Bauhin ; la muqueuse de
l'iléon est d'ailleurs vers cette région rouge et ramollie ;
quelques ganglions mésentériques sont engorgés. Nulle
autre lésion.

Thorax. Les poumons sont emphysémateux à leur partie
antérieure : celui du côté droit présente en outre une hépatisation au deuxième degré dans son lobe inférieur.

Cette observation est suivie des réflexions suivantes :

Les altérations intestinales constatées à l'autopsie sont-
elles suffisantes pour rendre raison de l'état typhoïde présenté d'abord par la malade? Je pense qu'on peut l'affirmer
sans avoir besoin de recourir, comme on le pourrait faire,
du reste, à la lésion du cerveau ; on trouvera des observations semblables dans l'ouvrage de M. Louis, sur la fièvre
typhoïde (t. 2, p. 332 et suiv., chap. 4.)

La pneumonie constatée à la partie inférieure du poumon
droit avait été reconnue pendant la vie, et n'a rien offert
de remarquable.

C'est une chose bien digne de remarque que la co-exis-
tance dans une même partie de l'encéphale (à la convexité)
de cette arachnitis, de cette encéphalite, de cette phlébite
et de cette inflammation des sinus, maladie sur laquelle
M. Cruveilhier et M. Tonnelé ont jeté beaucoup de lumières
il y a quelques années. Laquelle de ces trois lésions a été
primitive, de l'arachnitis, de l'encéphalite, ou de la phlébite? Sans entrer dans plus ample détail, nous dirons que
la phlébite semblera consécutive à l'encéphalite, si l'on
reconnaît avec M. Broussais que « *l'inflammation altère
» toujours les fluides de la partie enflammée* », d'où vient
qu'il n'y a point eu de délire, mais seulement plaintes et
abolition de la parole, sous l'influence de la désorganisation qui siégeait à la convexité des hémisphères et qui bien
certainement avait commencé par la substance grise? N'est-
ce point encore une remarque digne d'être notée que ces
convulsions qui se sont manifestées dans le bras et la
jambe gauche, tandis qu'il n'existait aucune trace d'altération, à droite, dans la couche optique et le corps strié ;
ganglions qui présideraient aux mouvements de ces parties, d'après MM. Serres, Foville et Pinel Grand-Champ.
Quelle que soit la part des symptômes que l'on voudra rapporter à chacune en particulier des trois lésions réunies de
l'encéphale, toujours est-il qu'on a pu distinguer avant la
mort l'ensemble et la marche des symptômes assignés à
l'encéphalite par M. Lallemand : « *Symptômes spasmo-
» diques, paralysie lente et progressive, marche inégale et
» intermittente.* »

PNEUMONIE LATENTE, PARTIELLE LOBULAIRE,
ABCÈS DU POUMON , CAVERNES , etc.

La pneumonie présente chez les enfants des particularités nombreuses qui doivent la faire distinguer de celle des adultes et lui mériter une description spéciale. M. le docteur Leger a cité, dans la thèse qu'il soutint en 1823 , des exemples remarquables de ces sortes de pneumonies ; mais il semble avoir eu pour idée principale de démontrer que l'inflammation du poumon affecte ordinairement une marche *latente* (vérité pratique qu'avait déjà vérifié un grand nombre de fois M. le professeur Guersent avec lequel M. Leger partage l'honneur d'avoir fixé l'attention des médecins sur ce point important de la pathologie des enfants) : sa dissertation, bien que renfermant des matériaux précieux pour la science , bien qu'éclairant plusieurs questions nosologiques , et que remplissant le but qu'il paraît s'être proposé , ne peut être cependant considérée comme une monographie complète de la pneumonie propre à l'enfance. Je vais ici chercher à remplir les lacunes que j'ai cru trouver dans cette partie de l'histoire des maladies des enfants. Pour ne pas me priver d'ordre et de suite dans le cours de ce travail, je donnerai cependant une description entière de la maladie dont il s'agit, me réservant toutefois de n'insister que sur les points qui me paraîtront les moins éclairés.

C'est seulement vers l'âge de la puberté que l'inflammation du tissu pulmonaire commence à s'annoncer par ces phénomènes si variés et en même temps si expressifs, qui permettent de donner à son diagnostic de chaque jour cette sorte de perfection que lui ont acquis les travaux de Laennec. C'est vers cet âge aussi que la pathologie des enfants cesse d'être une spécialité.

De même qu'il est possible de rencontrer quelquefois chez les adultes la pneumonie telle qu'elle a lieu ordinairement chez les enfants, il est aussi possible d'observer chez ces derniers tous les symptômes d'une péripneumonie régulière franche, telle enfin qu'elle se manifeste le plus souvent chez les adultes : mais d'un côté là où est la règle, l'état normal de l'autre côté, là est l'exception. La pneumonie partielle, lobulaire, latente, doit être en effet regardée comme type de pneumonie chez les enfants, comme leur pneumonie habituelle ; tandis que l'on ne peut considérer chez eux que comme une variété de cette maladie, la pneumonie franche, celle enfin des adultes ; Toutefois, cette dernière est encore moins commune vers la première époque de la vie, que la pneumonie latente n'est rare pendant le cours des âges suivants. Pour mon compte je n'ai jamais pu observer *au complet* chez des enfants âgés de moins de douze à quatorze ans, ce groupe, cet ensemble de symptômes qui a coutume de surgir plus tard chez les péripneumoniques. Toujour sai je vu manquer quelque signe, souvent plusieurs.

La toux, quoique en général constante dans les affections des organes de la respiration, peut cependant manquer, bien que le poumon fût enflammé. Rarement, d'ailleurs, chez les enfants est-elle suivie d'expectoration, et presque jamais les crachats, quand il s'en trouve, ne sont-ils rouillés. Le point de côté, la coloration spéciale des joues, l'état particulier du pouls, etc., sont du reste des épiphénomènes dont on a encore à regretter l'absence (Obs.); mais il est d'autres signes diagnostiques dont la privation fréquente se fait bien plus vivement sentir. Je veux parler des signes fournis par l'auscultation et la percussion de la poitrine. La grande sonoréité naturelle du thorax rend trop souvent en effet peu ou point appréciables chez les enfants, les résultats de la percussion immédiate; genre d'exploration que contribue d'ailleurs à rendre moins profitable la circonspection que doit imposer la ténuité et la délicatesse des parois que l'on percute. D'un autre côté, l'indocilité, les criailleries, si ordinaires chez les jeunes enfants, l'intensité si grande chez eux du bruit respiratoire, la multiplicité et la diversité des râles qui se succèdent quelquefois instantanément, empêchent souvent aussi de tirer parti du mode d'exploration que l'on doit à Laennec.

En somme, donc, les caractères physiologiques de la pneumonie des enfants sont en général peu tranchés et en petit nombre ; de telle sorte qu'il doit être et qu'il est en effet bien facile de méconnaître cette affection. C'est ce qu'avait sans doute remarqué Franck, quand il disait que cette pneumonie se cachait souvent sous des dehors si trompeurs, qu'à l'autopsie on était fort étonné de trouver les poumons enflammés. Dans beaucoup de cas, cette maladie n'apparaît que sous la forme d'une simple bronchite aiguë, dont elle emprunte la durée (Obs.); Dans d'autres circonstances, par le degré d'émaciation auquel elle réduit les malades par la lenteur avec laquelle elle les traîne vers la tombe, on la croirait une phthisie. (Obs.)

C'est sur-tout quand la phlegmasie pulmonaire s'établit chez des individus faibles, épuisés; quand elle existe concurremment avec d'autres affections, qu'elle marche d'une manière latente, et ces dernières circonstances ne sont pas les moins fréquentes ; car rarement trouve-t-on chez les jeunes sujets des traces d'inflammation du côté du poumon, sans rencontrer simultanément ailleurs d'autres lésions. (Obs.)

Primitivement ou consécutivement établies, de nombreuses affections accompagnent souvent en effet chez les enfants l'inflammation pulmonaire. La pneumonie compliquée de symptômes cérébraux est assez commune chez eux, et de plus, fort graves. Le diagnostic est alors plus ou moins obscur selon que les prodromes ataxo-adynamiques ont précédé ou suivi l'invasion de la maladie du poumon. Quand les symptômes appartenant à cette dernière affection, se sont d'abord déclarés, l'erreur est moins facile (Obs.); tandis qu'il en est autrement quand c'est la *méningo-encéphalite*, par exemple, qui a pris les devants. Pendant le trouble où l'atteinte portée vers les centres nerveux a jeté l'économie, la phlegmasie du tissu pulmonaire se développe et gagne inaperçue. La préoccupation ou retient ce qui se passe de sérieux vers la tête, distrait du *peu de* chose qui semble apparaître du côté de la poitrine, et l'on a quelquefois le chagrin de voir succomber des suites d'une affection que l'on croyait éphémère, de jeunes infortunés que l'on se félicitait déjà d'avoir arraché aux périls d'une maladie céré-

brale (*). En pareil cas, l'inflammation du poumon ne s'annonce quelquefois *que par un peu de
toux*, et ce seul indice peut même encore venir à
manquer (Obs.). L'épuisement dans lequel sont
plongés les malades, par le fait de la gravité et de
la longueur de l'affection à laquelle ils semblaient
devoir échapper, et par suite des moyens éner-
giques que l'on a été dans la nécessité d'opposer à
celle-ci, éteint, pour ainsi dire, toute manifestation extérieure de la part de la maladie nouvelle
qui survient, et rend cette dernière doublement
grave, en ne permettant plus de recourir à une
médecine active.

Les phlegmasies pulmonaires et gastro-intestinales se montrent assez souvent en même temps;
mais c'est plus spécialement pendant le cours des
péripneumonies que se déclarent les affections
gastro-intestinales et particulièrement l'entéro-colite, que l'on voit sur-tout apparaître vers la dernière période des affections pulmonaires : la
diarrhée qui survient alors, jointe à la bouffissure
de la face, à l'œdème des extrémités inférieures,
est, en général, le sinistre avant-coureur d'une
terminaison tout à la fois funeste et prochaine
(Obs.).

La pneumonie vient plus souvent compliquer la
la bronchite qu'elle ne se trouve modifiée dans
son cours par l'apparition de cette dernière. C'est
en effet, chez la plupart des enfants, de la mem-

(*) En 1829 j'ai éprouvé deux fois de semblables regrets. J'avais soigné
avec succès deux enfants, l'un âgé d'environ deux ans et l'autre de cinq, tous
deux affectés d'*hydrocéphale aiguë*, et j'ai eu la douleur de les perdre par
suite de péripneumonies survenues pendant la convalescence qui avait
suivi la première maladie.

brane muqueuse des bronches que part l'inflammation pour gagner et envahir le tissu vésiculaire
des poumons. Quant aux tubercules pulmonaires,
que la péripneumonie ait précédé ou suivi leur développement, elle le favorise, le hâte, accélère la
période de *ramollissement*, tend enfin à préparer ou
précipiter un dénouement fatal. La *pneumo-pleu-
résie*, ou l'inflammation qui débute par envahir le
poumon avant de gagner la plèvre, est plus fréquente chez les enfants que la *pleuro-pneumonie*,
ou l'inflammation qui de la plèvre se porte aux
poumons. Toutefois la réunion de ces maladies,
dans quelque ordre qu'elle se soit opérée, est
moins commune à cet âge qu'aux suivants. Dans la
pluralité des cas, c'est la pneumonie qui vient compliquer la rougeole et la variole, et cette affection
devient alors une des suites les plus graves de ces
fièvres éruptives. Cette remarque n'avait point
échappé à Sydenham. Rosen en traitant de la rougeole, parle aussi de la fréquence et de la gravité
des phlegmasies thoraciques qui se développent
sous l'influence des affections cutanées.

Que s'il s'agit maintenant de présenter en un
cadre raccourci le tableau de la maladie qui nous
occupe, nous dirons de la pneumonie qui se développe de préférence chez les enfants, qu'elle
débute ou se termine rarement d'une manière
isolée; qu'elle est au contraire fréquemment compliquée; qu'elle se manifeste sur-tout à la suite
des bronchites et des affections cutanées (Obs.);
qu'elle fait périr un grand nombre d'enfants;
qu'elle sévit sur-tout pendant les temps froids humides; au milieu de l'air infecte des hôpitaux; que
presque toujours elle débute et marche d'une manière latente : que la toux est le seul symptôme qui
souvent puisse la trahir ; que l'expectoration est

rare; que ses produits n'offrent point d'ailleurs de caractères qui soient particuliers (Obs.); que la gêne de la respiration est quelquefois peu marquée, bien que la pneumonie soit étendue; que d'autres fois cette gêne est portée à l'extrême, quoique les atteintes soient peu profondes et légères (Obs.). (Les points de côté et les douleurs sous-sternales appartiennent plus spécialement aux pleurésies et aux bronchites); qu'enfin les modes d'exploration que l'on doit à Avenbrugger et à Laennec sont loin de fournir toujours les résultats avantageux que l'on en retire ordinairement dans la médecine des adultes. Je ne puis me dispenser d'ajouter ici à cet égard quelques considérations. La grande *sonoréité* de la poitrine, chez les enfants, n'est pas le seul motif qui rende parfois illusoires les avantages que l'on pourrait se promettre de la percussion des parois de cette cavité. Au jeune âge en effet, l'inflammation se trouve bien plus souvent disséminée çà et là dans le tissu pulmonaire, qu'elle n'occupe *en bloc*, ainsi qu'il en est d'ordinaire chez l'adulte et le vieillard, une certaine étendue de ce tissu.... la totalité d'un lobe pulmonaire, par exemple. Ces lésions ainsi répandues, et qui, envisagées collectivement, ne laissent pas que de former un tout considérable, occupent isolément si peu de place, que, la plupart du temps, la résonnance naturelle du thorax ne s'en trouve nulle part sensiblement altérée. De plus, et ainsi que l'observe très judicieusement M. Guersent (Dict. de Médecine), il est possible que les lobes correspondants de chaque poumon se trouvent semblablement hépatisés, et dans ces cas encore il ne peut exister, on le conçoit, aucune différence dans le son rendu par l'un et l'autre côté de la poitrine percutée.

Relativement à l'auscultation, plusieurs re-

marques peuvent aussi être jointes aux précédentes.
Quelquefois différentes espèces de râles s'enten-
dent à la fois, de sorte qu'il devient alors très difficile de les distinguer exactement. Le râle crépitant que l'on retrouve chez les enfants affectés de
pneumonie, plus souvent chez eux que chez les
adultes, se mêle et se confond avec le râle muqueux, et plus souvent s'observe dans de simples
bronchites, sur-tout dans celles qui occupent les
dernières ramifications des bronches (fait qui n'a
pas échappé non plus à M. Andral), et que M. Guersent nomme bronchites *capillaires*.

C'est donc à tort que l'on a prétendu considérer le râle crépitant comme un signe pathognomonique de la pneumonie au premier degré. Laennec
lui-même, qui le premier proclama ce principe,
plaça le siége du catarrhe sec dans les dernières
ramifications des bronches : en se rappelant que
l'on a comparé le râle crépitant au cliquetis d'une
petite soupape, ne serait-on pas porté à croire que
ce médecin a voulu parler de ce dernier râle,
quand il dit qu'au moyen du sthéthoscope, l'on entend parfois dans le catarrhe sec un cliquetis
analogue à celui d'une petite soupape ? Le râle
crépitant s'entend ordinairement chez les enfants
jusqu'au dernier terme de la pneumonie ; je
chercherai à rendre compte de ce fait en traitant
des altérations que la pneumonie laisse après elle.

Chez le fœtus, les lobes pulmonaires sont com-
posés d'un moins grand nombre de lobules subal-
ternes ; le tissu vésiculaire est partagé d'abord en
grandes subdivisions, et n'acquiert les plus petites
qu'avec le temps. Peut-être est-ce à la dilatation
plus grande, chez les enfants, des vésicules pulmonaires, à cette cause jointe au peu d'épaisseur et
de densité de leurs parois thoraciques, qu'il faut

attribuer l'intensité, chez eux, du bruit respiratoire ? Quoi qu'il en soit, la *respiration puérile*, pour peu qu'elle soit précipitée, se rapproche beaucoup du souffle bronchial, avec lequel il devient alors aisé de la confondre : et à part l'impossibilité de faire parler à volonté les enfants, de les empêcher de crier ; la résonnance de la voix est toujours naturellement si grande chez eux, qu'on ne sait trop souvent à quoi s'en tenir sur l'existence réelle ou non de la *bronchophonie*.

Ainsi que je l'ai dit plus haut, l'inflammation se répand assez souvent chez les enfants, çà et là dans le tissu des poumons, de façon à n'occuper que des points peu étendus et plus ou moins multiples..... Quelquefois elle n'affecte qu'un lobe ou quelques lobules pulmonaires..... Cette variété qu'offre la pneumonie, relativement à son siége, ne doit pas être considérée comme un simple objet de curiosité pour l'observateur, elle mérite aussi, sous d'autres rapports, de fixer l'attention des praticiens. Car à cette forme particulière de la maladie, se rattachent des phénomènes spéciaux, des lésions, des terminaisons spéciales...—Nous avons examiné, pour la plupart, les particularités symptomatiques ; passons à la description des altérations anatomiques.

En ouvrant les cadavres d'enfants morts de pneumonie, on trouve souvent les deux poumons, tantôt un seul, comme *criblés de points pneumonisés*. Ces lésions peuvent être très limitées dans leurs dimensions, et en même temps peu multipliées (Obs.) ; d'autres fois non interrompu par des portions plus ou moins considérables de tissu sain, le tissu altéré se continue, se prolonge, se dessine le long des bords, soit autour de la base des poumons, où il apparaît sous la forme d'un liseré

(Obs.). Enfin, dans d'autres circonstances, tout-à-fait superficiel, il enveloppe le tissu sain et lui forme une espèce de coque. La nature de ces altérations correspond aux états d'*engoue-ment*, de *splénisation* et d'*hépatisation* indiqués par les auteurs. Mais il est cependant une autre espece d'altération beaucoup plus commune encore, et dont les caractères physiques diffèrent évidemment de ceux que présente, chez les adultes, le tissu pulmonaire enflammé. M. Leger compare cette altération spéciale au tissu de la rate.

Pour peu que l'on ait d'occasions de pratiquer des ouvertures chez de jeunes sujets, on a lieu en effet d'être frappé de la fréquence tout à la fois et de la variété particulière que présentent les altérations phlegmasiques du poumon (et j'avais fait ces remarques avant d'avoir acquis ailleurs la moindre notion à cet égard). Ces altérations different le plus souvent des états bien connus d'*engouement* et d'hépatisation ; la comparaison que l'on a cherché à établir entre elles et le parenchyme de la rate, n'est pas plus exacte : car dans ce genre d'altération, on ne reconnaît ni surface grenue, ni granulations comme dans la rate, mais un tissu flasque, dense, résistant, ne laissant rien suinter à la pression, traversé par quelques intersections blanches, rares et dont les tranches sont, à leur surface, unies et lisses (Obs.). A un degré plus avancé, les portions de poumon ainsi altérées, plongées dans un vase plein d'eau, ne surnagent point non plus, mais leur coloration a changé avec les progrès de la maladie ; à un premier degré : elles étaient d'un rouge variant entre le vermeil et le brun; plus tard d'un rouge pâle ou jaunâtre, elles sont en même temps devenues très friables, humides, et sont pénétrées d'un liquide purulent. Un tel tissu morbide (à son premier état) n'a de comparable à celui de la rate, que sa flaccidité et parfois sa teinte ! Certes, l'analogie est bien plus grande entre lui et la substance corticale du rein, et, sous ce rapport, la dénomination de *rénification*, lui conviendrait beaucoup mieux que celle de *splénisation*. (Obs.)

Quand les points pneumonisés sont nombreux, la maladie, quoique limitée, si on l'envisage en détail, partiellement, n'en est pas moins très étendue, considérée dans son ensemble : aussi son terme est-il alors très souvent fatal, bien qu'elle ne soit parvenue qu'au *premier degré*, ou quelquefois au second. Il arrive néanmoins, et c'est souvent chez les enfants faibles, que les portions de tissu pulmonaire enflammé, quoique peu nombreuses et tout à la fois peu étendues, n'atteignent pas un degré plus avancé ; mais très souvent alors quelque complication est venue aggraver la situation des malades. Un fait digne de remarque, c'est que souvent la pneumonie même après un temps assez prolongé, après quinze jours, un mois, six semaines, par exemple, ne laisse après elle, chez les enfants, que les traces cadavériques, qu'ailleurs on ne trouve que quand la vie a cessé dès les premières périodes de la phlegmasie pulmonaire. Cette circonstance semble expliquer pourquoi chez les jeunes péripneumoniques, le râle crépitant se conserve parfois jusqu'à la fin de la maladie. C'est plus spécialement quand l'inflammation pulmonaire non disséminée, se borne à occuper quelques lobules rares, ou une seule portion (toujours plus grande alors) de l'un ou des deux poumons que les progrès des lésions anatomo-pathologiques suivent la progression du temps ; qu'à l'engouement succède l'hépatisation rouge, suivie elle-même de l'infiltration purulente et des abcès du poumon. Sans qu'il soit possible de fixer d'une manière mathématique, la limite en deçà ou au delà de laquelle l'affection disséminée sur plusieurs points, ou concentrée sur un seul, donnera lieu à des collections purulentes, ou se terminera seulement par hépatisation rouge, grise, par engouement, etc... On conçoit qu'il est certains désordres dont l'étendue et par suite la gravité, sont incompatibles avec les conditions ordinaires de la vie, et qu'il existe, sous ce rapport, une proportion inverse entre l'étendue et les progrès du mal. A ce propos, je puis, citer ici quelques cas se rapprochant des extrêmes et circonscrivant ainsi des faits intermédiaires beaucoup plus nombreux. Dans la première de ces observations, une péripneumonie donna lieu à une excavation d'environ trois pouces carrés, au moins. (Obs.) Laennec a consigné dans son ouvrage un pareil exemple. Dans le second cas que j'ai eu pareillement l'occasion d'observer, un seul poumon renfermait une dixaine de foyers purulents, dont les diamètres variaient depuis quelques lignes jusqu'à un pouce d'étendue. (Obs.) Le plus ordinairement, les points pneumonisés ne le sont pas tous au même degré. L'apparition successive et la marche progressive de ces diverses lésions, quelquefois très nombreuses, expliquent alors la possibilité de grands progrès de la part de quelques-unes d'entre elles, qui ont pu se trouver en petit nombre, pendant long-temps.

La *pneumonie partielle* étant plus commune chez les enfants, qu'à toute autre époque de la vie, il n'est pas étonnant que les terminaisons par suppuration, auxquelles on donne le nom d'abcès du poumon se rencontrent plus souvent chez eux que chez les adultes. Ces terminaisons particulières n'é-

taient pas cependant regardées comme très rares
par les anciens, et cette opinion est encore celle
de plusieurs médecins de nos jours , entre autres ,
des docteurs Chricton et Himly. Laennec s'est
élevé contre elle, en avouant, toutefois , que pendant certaines constitutions médicales , de pareils
résultats pouvaient cesser de devenir rares. Lui-
même dit avoir observé pendant le cours de 1823
plus de vingt cas de pneumonies partielles terminées par abcès. Selon le même auteur, la *vomique*
d'Hippocrate et de quelques praticiens modernes
n'est que l'effet du ramollissement d'une masse
de matière tuberculeuse ; et il établit, ainsi qu'il
suit , une distinction anatomique entre les excavations formées par la matière tuberculeuse ramollie et celles provenant de la suppuration du
poumon. Les excavations tuberculeuses sont
bien circonscrites, leurs parois fermes et recou-
vertes d'une fausse membrane. Les parois des abcès pulmonaires sont au contraire infiltrées de pus,
et d'autant plus ramollies que l'on s'approche davantage du foyer purulent, qui, en outre , ne contient jamais de matière tuberculeuse. Ailleurs , il
convient que dans quelques cas, la couleur et l'aspect de la matière tuberculeuse ramollie sont assez
semblables à ceux du pus, et que l'on trouve quelquefois les parois des excavations tuberculeuses formées par le *tissu pulmonaire* rouge, durci, ou infiltré de matière tuberculeuse à différents états.

M. Andral fils, Bayle et Laennec lui-même, ont
reconnu que les parois environnant la matière tuberculeuse pouvaient être formées par le tissu
pulmonaire ulcéré.

M. Andral prétend que la fausse membrane
n'existe dans les excavations dues au ramollissement des tubercules pulmonaires, que quand

elles tendent vers la cicatrisation. Le même auteur
dit que les grumeaux que l'on rencontre dans les
cavernes des poumons, chez les phthisiques, ne
sont pas toujours des restes de matière tuberculeuse, puisqu'on en trouve dans les cavernes communiquant largement depuis long-temps avec les
bronches!..... En suite de l'énoncé de ces opinions,
si l'on considère que la présence de la matière tuberculeuse n'est pas constante dans ces mêmes cavernes; que l'on rencontre quelquefois, au milieu
de foyers simplement purulents, des particules
blanches, d'une consistance pultacée, et qu'enfin
les parois des excavations, suites de pneumonies
peu étendues, peuvent être formées par le tissu du
poumon ulcéré, par ce tissu diversement modifié par la phlegmasie ; que ces parois peuvent
être revêtues de fausses membranes, etc... il sera
difficile de ne pas convenir de la possibilité d'une
exacte ressemblance entre les excavations consécu-
tives à la phthisie pulmonaire et celles résultant
de pneumonies *partielles*.

Cette vérité d'ailleurs, n'est point passée inaperçue jusqu'à présent. A l'article pneumonie du
Dictionnaire de Médecine, M. Chomel dit très po-
sitivement, que les collections purulentes, suites
de pneumonies, sont séparées quelquefois du parenchyme pulmonaire par une fausse membrane,
et qu'elles offrent alors une ressemblance frappante
avec les excavations tuberculeuses.

J'ai entendu professer à M. Guersent que les
terminaisons de pneumonie par abcès étaient assez
communes chez les enfants, et qu'il etait possible
de prendre pour ulcérations tuberculeuses les cavernes provenant de la suppuration partielle de
quelques lobules du poumon.

Revenant maintenant aux phénomènes qui correspondent , pendant la vie , aux lésions cadavériques précédemment étudiées, il s'agit d'examiner s'ils n'offrent pas parfois aussi une ressemblance embarrassante avec ceux qui se manifestent pendant le cours de la phthisie pulmonaire tuberculeuse.

J'observerai d'abord que la respiration saccadée est un symptôme que M. le professeur Guersent regarde comme étant commun aux deux maladies; que la durée de la pneumonie chez les enfants, est généralement longue : qu'ainsi, il n'est pas très rare de voir arriver à leur hôpital des malades toussant depuis deux ou trois mois, et ne succomber aux suites de cette affection , qu'après un laps de temps à peu près égal.

M. Chomel , en parlant de certaines bronchites qui peuvent simuler la phthisie pulmonaire, s'exprime ainsi : *Les malades perdent leur embonpoint, leurs forces leurs pouls s'accélère ; il y a des redoublements nocturnes , des sueurs matinales , de la soif , des vomiturations , du dévoiement ; le dépérissement fait de jour en jour des progrès ; et la mort enfin termine cette succession de phénomènes.....* qui, ajouterai-je , peut être généralement prise pour une peinture très exacte de la dernière période de la pneumonie dite *partielle.* Que l'on ajoute à cette description les signes propres à faire reconnaître les abcès du poumon , et tels que nous les a transmis Laennec , savoir : le râle caverneux, le râle muqueux à grosses bulles, le gargouillement et la pectoriloquie ; puis, que l'on réduise la théorie du sthéthoscope aux seuls avantages bien constatés par l'observation la plus ordinaire des faits ; l'on avouera sans peine que, même à l'aide de cet instrument, il doit être peu facile, ou plutôt possible de distinguer toujours pendant la vie, les signes propres à la phthisie pulmonaire de ceux appartenant à une pneumonie peu *étendue, disséminée, partielle !...* Et déjà, nous sommes convenus qu'il pouvait également paraître difficile à *l'anatomo-pathologiste*, de faire la part exacte des lésions relatives à chacune de ces maladies.

Arétée dit, en parlant de la pneumonie et spécialement de la pleuro-pneumonie, que ceux qui échappent à la suffocation, sont long-temps tourmentés par l'ulcère et tombent dans la phthisie. Avant lui, Hippocrate qui nommait pleurésie toute espèce de douleur de côté, avait émis de semblables idées.

Boërhave et Stoll distinguaient la pneumonie en vraie et en *latente*, souvent alors *chronique*, fréquemment héréditaire, et se terminant par la phthisie.

» *On convient sans peine*, dit Pujol, *qu'en général toutes les suppurations sourdes de la poitrine supposent une inflammation antérieure, laquelle a été le plus souvent assez faible et assez latente pour n'être point aperçue ; mais on ne s'imagine pas aussi aisément, que, le terme de la suppuration étant arrivé, l'inflammation latente ait encore lieu dans les surfaces ulcérées, et qu'un phthisique qui crache du pus, puisse être en même temps travaillé par la phlogose : c'est pourtant ce qui arrive le plus souvent !* »

A de telles opinions, bien qu'elles vinssent de haut, ne doit pas être attachée une importance décisive, quant à l'origine inflammatoire de la phthisie tuberculeuse, puisque la dénomination de phthisie s'employait jadis pour désigner toute maladie des organes de la respiration avec dépérissement, fièvre hectique, etc..., et n'a guères été réservée que depuis Laennec à la maladie caractérisée par des tubercules pulmonaires ; mais de telles citations sont néanmoins de nature à prouver la grande analogie qui existe parfois entre des maladies que des hommes justement célèbres ont confondues sous une même dénomination.

En résumé donc (et j'insiste sur ce fait qui me paraît offrir quelque intérêt pour la science, non-seulement parce qu'il présente quelques particularités dignes d'être recueillies par l'anatomie pathologique et la symptomatologie, mais parce qu'il signale la possibilité de confondre des affections bien différentes et différemment graves) la péripneumonie, chez les enfants, peut présenter la forme, l'expression, la marche, les terminaisons propres à la phthisie pulmonaire tuberculeuse ! L'induction à en tirer..... c'est que l'on peut ne pas avoir à combattre inutilement, peut-être aussi fréquemment qu'on pourrait le croire, une maladie incurable, et que dans les cas douteux, il doit en résulter, pour le médecin, plus de confiance et de persévérance dans les secours actifs de l'art; pour les familles, des consolations réelles et plus d'espoir.

C'est à dessein que j'ai ajouté tout à l'heure l'épithète de tuberculeuse au mot phthisie. A ce propos en effet, j'insinuerai ici que la *prétendue* phthisie *ulcéreuse* de Bayle, celle, au reste, que Laennec rapporte au dernier degré de la phthisie tuberculeuse, ne serait autre chose, dans la pluralité des cas, qu'une pneumonie partielle terminée par suppuration, par abcès.

Les phlegmasies du tissu pulmonaire auxquelles succède la gangrène, quoique n'étant pas ordinairement les plus intenses, éloignent, par la rapidité de leur marche, dès qu'elles ont adopté cette terminaison, la possibilité de méprises, que suffirait, d'ailleurs, pour rendre extrêmement rares la fétidité caractéristique des crachats, de l'haleine et des escharres.

S'il peut être parfois très difficile à l'observation clinique de différencier la pneumonie d'une simple bronchite : dans les cas les plus favorables au diagnostic, cependant, l'absence d'un ensemble de phenomènes propres à faire soupçonner la phthisie pulmonaire et la réunion de quelques symptômes, autres que ceux d'une simple bronchite, pourront éloigner les erreurs. Ainsi, point d'hémoptisies antécédentes (accidents, du reste, très rares chez les enfants); nulle particularité soit à la percussion, soit à l'auscultation dans le bruit respiratoire et la résonnance de la poitrine, sous les clavicules; point de crachats contenant des grumeaux ou des fragments comme tuberculeux; ni sueurs partielles, ni diarrhée, ni dépérissement long, tendant à une maigreur *squélettique*; ni durée fort prolongée de la maladie, remontant, par exemple, à six mois, un an, etc... Mais au contraire, une marche assez aiguë, des crachats pneumoniques (très rarement observés aussi) : enfin, à l'aide des modes d'exploration dont il vient d'être parlé, la sensation d'une crépitation disséminée sur divers points, et particulièrement vers la base de la poitrine, tandis que le son rendu s'y trouve comparativement modifié, etc., etc... De semblables considérations, dis-je, pourront enhardir le medecin appelé à prononcer sur l'existence ou non de la variété de pneumonie dont il est ici question. Cependant, il faut bien le dire ou le répeter encore, les cas douteux sont les plus communs; et fort habile, certes, serait le praticien qui pourrait se flatter de placer toujours en pareille circonstance un diagnostic assuré. Certaines coïncidences peuvent accroître de nouveau la difficulté des investigations d'anatomie pathologique : j'ai rencontré, en effet, quelques cas (et M. Andral en cite un semblable) où des tubercules à différents degrés se trouvaient au centre de quelques lobules pulmonaires hépatisés, tandis que diverses autres portions circonscrites du même poumon, simplement parvenues à l'état d'hépatisation, étaient absolument dépourvues de toute trace de tubercule!.. Ne peut-on prévoir une époque où il aurait été difficile de faire la part des altérations dues au ramollissement des tubercules, de celles provenant de la suppuration pure et simple du tissu du poumon ?

À propos de diagnostic, je ne puis taire un nouveau mode d'exploration de la poitrine, toujours préférable, selon moi, à celui imaginé par Avenbrugger, et préconisé par Corvisart. J'en ai déjà dit quelques mots dans le numéro de juin 1828 de la Revue médicale. La *percussion médiate*(car c'est d'elle dont il s'agit) est sur-tout précieuse dans les maladies de poitrine chez les enfants. Cette percussion, pratiquée sur un corps interposé entre les doigts et la cavité qu'on explore, par cela même qu'elle peut avoir lieu sans danger avec plus de force, étend plus profondément son action, donne des résultats plus évidents et possède en outre l'heureux avantage de ménager les parties sur lesquelles elle agit, ces parties fussent-elles même affectées! Considération importante, puisqu'il devient ainsi possible d'éclairer, pour ainsi dire, pas à pas la marche d'une pneumonie, par exemple, bien que le derme correspondant des parois thoraciques ait été dénudé par l'application d'un vésicatoire, et lors même qu'une pleurodynie compliquerait une phlegmasie de la plèvre ou du poumon. (Obs.)

La variété de pneumonie à laquelle nous

sommes convenu de donner l'épithète de partielle ou lobulaire, semblerait généralement peu grave, considérée chez l'adulte. Laennec dit en effet que, dans la plupart des cas, elle cède aux efforts de la nature et de l'art ; et le même médecin, sur plus de vingt cas de pneumonies partielles terminées par suppuration, n'a eu à regretter que la perte de deux malades ! Cette maladie véritablement endémique à l'hôpital des Enfants, est loin d'y offrir un tel caractère de bénignité ! Les cavernes pulmonaires, suites de cette affection, se cicatrisent, il est vrai, plus facilement que quand elles proviennent de la fonte des tubercules : néanmoins et lors même que la maladie n'est point parvenue à ce degré avancé, les guérisons m'ont toujours paru rares, la mort au contraire fréquente.

Disons donc, et pour exposer en définitive notre *pronostic*, que toutes les variétés admises de pneumonies, sont toujours très graves chez les enfants... à part même cette considération, qu'elles hâtent ou favorisent le développement des tubercules pulmonaires.

Quand la pneumonie débute d'une manière aiguë, il faut la traiter activement, parce que, en général, cette maladie a particulièrement une grande tendance, chez les enfants, à passer à l'état chronique ou plutôt subaigu. Aussi, faut-il insister sur les anti-phlogistiques, employer et répéter les évacuations sanguines, prescrire des boissons mucilagineuses, une diète absolue. *Les saignées locales, indépendamment de l'irritation locale et parfois même générale qu'elles produisent,* disait dans ses cours M. Guersent, *agissent moins profondément que celles résultant de l'ouverture d'une veine, et sont moins efficaces que ces dernières :* malgré une telle autorité, je ne puis partager cette manière de voir, et à part la difficulté de trouver les veines du bras assez développées pour qu'il y ait possibilité d'employer la lancette, je me garderai de conseiller un tel moyen chez les enfants d'un âge au-dessous de six ou huit ans, car souvent la saignée générale les jette dans un état de prostration et de débilité, que la persistance de la maladie change trop aisément en une véritable agonie. Ainsi, chez les enfants faibles, délicats ou très jeunes, aussi bien que chez ceux où le défaut de développement des veines sous-cutanées ne permet pas de pratiquer la phlébotomie; puis encore, lorsque l'état d'érétisme a été abattu, la réaction, les forces générales affaiblies, il faut avoir recours aux saignées locales.

Les sangsues ou les ventouses scarifiées seront dirigées sous les clavicules, au bas du sternum ; mais de préférence, vers les points du thorax où sera perçue quelque modification, soit dans le bruit, soit dans le son de la poitrine.

Dans la deuxième période de la pneumonie, ou quand il importera de n'extraire qu'une quantité déterminée de sang, je ferai toujours choix de ventouses scarifiées. Par leur moyen, en incisant profondément ou en effleurant seulement la peau; en maintenant écartées ou rapprochées, par la position, les lèvres des plaies ; en prolongeant ou non la succion de la pompe, il est non-seulement possible de rendre faible ou abondante la perte de sang ; mais de ces diverses manières de procéder, peuvent résulter encore des effets révulsifs et dérivatifs très précieux et très profitables dans la période qui suit l'épisthénie. Les cataplasmes émollients, les fomentations de même nature, l'application de corps gras sur les parois de la poitrine... d'une efficacité au moins douteuse dans la péripneumonie des adultes, sont au contraire des moyens dont on ne

saurait se priver à l'égard des enfants : et cette différence tient probablement à l'épaisseur moins
grande, chez ces derniers, des parois thoraciques.
Ce n'est pas non plus sans utilité chez eux que l'on
sollicite une révulsion légère, ou plutôt une dérivation vers les extrémités inférieures en enveloppant les jambes et les pieds de cataplasmes chauds,
que l'on peut recouvrir de laine ou de taffetas
gommé.

Par la continuation pure et simple des boissons
émollientes, du régime, enfin par le seul secours
de la médecine dite expectante, on atteint fréquemment une parfaite guérison.

Mais comme, spécialement chez les enfants, de
semblables phlegmasies, quand la résolution n'en
est pas prompte et complète, ont une grande tendance à passer à l'état subaigu (transformation fâcheuse, état morbide, nouveau, long, rebelle),
il faut favoriser, hâter même la progression
favorable, par l'emploi simple ou combiné, avec
les émollients et les émissions sanguines, des
moyens appelés résolutifs. C'est ainsi que les vésicatoires appliqués, en temps opportun, sur les parois
thoraciques, peuvent faciliter ou déterminer la disparition d'une pneumonie, que la première médication avait jetée, pour ainsi dire, dans une sorte
d'indécision. Les emplâtres résineux, de ciguë
(comme très agglutinatifs) saupoudrés de tartre
stibié, employés de la même manière et dans le
même but, peuvent obtenir de pareils résultats,
auxquels d'ailleurs contribueront l'usage des boissons légèrement sudorifiques et expectorantes :

*Kermès, scille introduits dans des préparations
gommeuses édulcorées elles-mêmes avec le sirop de
capillaire, de bourrache, de Tolu, etc., etc.*)

Les moyens résolutifs employés trop tôt peuvent

rappeler ou augmenter la réaction générale et l'irritation locale ; employés trop tard, quand la phlegmasie est passée à l'état chronique, leur efficacité devient alors plus rare, souvent douteuse.

Les excitants, les toniques sont indiqués quand une grande débilité a succédé à l'état sthénique ; mais il est rare que l'on sauve les enfants en quelque sorte épuisés par la longueur et les progrès de la maladie, ou par l'abus d'une médecine trop énergiquement antiphlogistique. Dans ces circonstances, les plaies produites par les emplâtres vésicants et celles résultant des scarifications de la lancette ou de la morsure des sangsues, se gangrènent, et c'est là un sinistre pronostic.

L'expérience, le tact médical guideront au lit des malades, dans l'emploi, la mesure, le choix et la combinaison des divers agents thérapeutiques, dont l'usage rationnel ne peut être indiqué ici que d'une manière approximative et générale.

L'émétique à dose *rasorienne* doit trouver quelques lignes, lorsqu'il s'agit de médicaments destinés à compléter la résolution des inflammations pulmonaires. Ce remède n'agit-il qu'en opérant une diversion du côté des organes digestifs ? ou bien a-t-il une action directe, spéciale sur les poumons ? Je me sens peu de propension à lui accorder une vertu spécifique. Sans prétendre néanmoins trancher cette question, je me contenterai de dire que j'ai vu plusieurs malades succomber malgré l'emploi de cette médication, et que j'ai vu par contre plusieurs péripneumoniques guérir par l'influence marquée de ce remède.

M. le docteur Blache a publié dans les Archives de médecine quelques exemples nouveaux de succès obtenus par l'émétique à haute dose ; ces observations intéressantes ont été recueillies dans le service de M. Guersent, qui, malgré ces quelques succès, s'avoue aussi peu partisan de cette méthode. Selon ce praticien distingué, l'emploi du tartre stibié dans la pneumonie, constitue un moyen très débilitant, favorisant d'une manière toute particulière le passage de la maladie à l'état chronique, et surtout dangereux chez les enfants, par les complications si fréquentes chez eux de phlegmasies gastro-intestinales. (Obs.)

C'est sur-tout dans la pneumonie sub-aiguë chronique, que conviennent les révulsifs, les expectorants, les excitants légers, les remèdes aptes à opérer, vers d'autres points de l'économie, une diversion avantageuse, ou à modifier directement et d'une manière favorable l'irritation principale. C'est ainsi que l'on pourra espérer d'heureux résultats de l'application de vésicatoires sur les membres ou sur quelque partie du tronc ; de celle de cautères sur les parois thoraciques ; que l'on prescrira avantageusement les décoctions de polygala, de serpentaire de Virginie; les eaux de Bonne, de Barège, d'Enghien, administrées seules ou coupées avec le lait ; les locks, les potions avec addition de scille, de kermès minéral, etc., etc.

Dans les cas de gangrène du poumon, le quinquina se trouve indiqué ; malgré le faible espoir que laisse la gravité de pareils cas, on pourra l'administrer dans une potion, ou le prescrire en lavement.

La pneumonie compliquée exige un double traitement, et quoique l'on soit parfois obligé de négliger l'une des deux affections concomitantes pour s'occuper plus particulièrement de celle qui offre le plus de gravité, il faut n'en délaisser absolument aucune, car cet aphorisme mal interprété, *que de deux maladies simultanément exis-*

tantes l'une plus intense, *emporte toujours l'autre*, serait d'une application fausse et dangereuse dans la médecine des enfants ; car les complications sont en effet très communes à cet âge, et d'autant plus graves, que les phénomènes, qui en sontl es manifestations extérieures, pâlissent ou s'effacent en raison directe du nombre de celles-ci, et sans que les progrès d'aucunes s'en trouvent ralentis.

Les soins et les précautions que l'on peut conseiller, en traitant de la prophylaxie de la pneumonie propre à l'enfance, consistent à ne pas tenir les enfants trop chaudement, à éviter de les exposer à l'humidité et aux courants d'air, à ne pas les faire coucher dans des chambres échauffées, à les soumettre à une nourriture adoucissante, enfin à placer un exutoire aux bras de ceux qui sont sujets à s'enrhumer.

OBSERVATIONS.

1re *Observation.*

Pneumonie. — Gastro-entérite. — Pas de râle. — Pneumonies partielles et abcès du poumon (8 ou 9 cavernes.)

Houiller (Emile), âgé de 3 ans, fut apporté le 6 avril 1827, à l'hôpital des Enfants. On apprit que cet enfant s'enrhumait souvent ; qu'il était *mal portant* depuis trois mois , mais que depuis 15 jours son état avait beaucoup empiré ; que depuis cette époque en effet il vomissait quelquefois, avait de la diarrhée et se plaignait du ventre; enfin qu'il toussait.

Examen du malade le 7. Figure pâle , embonpoint médiocre , ventre gros, glandes cervicales non engorgées ; pouls, 116 pulsations par minute; peau chaude; langue blanche ; ventre sensible à la pression ; évacuations alvines glaireuses, non sanglantes , mais accompagnées d'épreintes ; toux médiocrement fréquente, sèche ; la percussion et l'auscultation de la poitrine sont sans résultat extraordinaire. Les jours suivants, les symptômes du côté du ventre diminuent en gravité , et ceux vers la poitrine deviennent proportionnellement plus sérieux. Le 14 avril, le ventre n'est plus ni tendu, ni ballonné, ni sensible ; les déjections sont peu fréquentes, mais le petit malade tousse beaucoup, est oppressé et a toujours de la fièvre ; l'auscultation de la poitrine fait reconnaître une diminution et une différence comparative sensibles dans le bruit respiratoire du côté droit et postérieur (pas de râle), où précisément la percussion permet d'apprécier de semblables modifications survenues dans le timbre de cette cavité. L'état général empira rapidement dès lors, et la mort survint le 17 avril.

Autopsie le 18.

Tête. Méninges humides ; grande cavité de l'arachnoïde contenant plusieurs onces de sérosité limpide ; réseau veineux de la pie-mère peu injecté. Ventricules cérébraux renfermant environ une once de sérosité transparente. Nulle altération, du reste, dans la consistance ou la coloration de la substance cérébrale.

Thorax. La plèvre, le poumon gauche paraissent très sains. La cavité droite du thorax contient environ quatre onces de sérosité transparente et jaunâtre ; la plèvre costale est piquetée de rouge, sur-tout en arrière ; la surface du poumon, vers son bord postérieur, est recouverte de pseudo-membranes, minces, molles et d'une teinte un peu jaune ; vers la partie postérieure et moyenne du lobe supérieur droit, le tissu pulmonaire dans une étendue de deux pouces, en tous sens, est rouge, dense, lisse, difficile à déchirer, et se précipite au fond de l'eau ; au centre de cette portion ainsi altérée existe une excavation communiquant avec les bronches ulcérées ; cette caverne a au moins un demi-pouce de diamètre, et contient un peu de matière semi-fluide, non grumuleuse, mais pultacée et d'un gris verdâtre. Ses parois, d'un demi-pouce environ d'épaisseur, sont formées par un tissu pultacé, grisâtre, mou aussi, mais se raffermissant à mesure que l'on chemine vers le tissu pulmonaire ambiant, avec lequel il semble se continuer et se fondre. Vers la partie inférieure de ce lobe et au milieu du tissu pulmonaire, comme *rénifié* se rencontre encore une caverne, de la capacité d'une aveline, et remplie d'une matière semblable à celle que renfermait la précédente. Tout le lobe moyen de ce poumon est dense, flasque, rougeâtre, difficile à déchirer et ne surnage point. On y voit sept à huit nouvelles petites excavations tout-à-fait comparables à celles qui ont été décrites ; leurs parois sont formées aussi par le tissu pulmonaire lui-même ulcéré ; ce qui, du reste, est très évident pour quelques-unes dont la surface interne est rougeâtre et percée çà et là par quelques ouvertures bronchiques. Quelques-unes de ces caverries sont vides, d'autres entièrement pleines de matière pultacée blanche. Les plus grandes égalent à peine le volume d'une petite noisette. Le lobe inférieur droit présente vers son sommet et sa base, plusieurs traces de pneumonies partielles. La surface interne de la trachée et des bronches gauches est pâle ; celle des divisions bronchiques droites offre une teinte rosée et se trouve enduite d'un liquide mucoso-sanieux. Une des ramifications secondaires de ce même côté, présente une ulcération dont le fond rougeâtre est formé par le tissu sous-muqueux phlogosé.

Abdomen. La membrane muqueuse du bas-fond de l'estomac est ramollie ; entre le pylore et le cardia existent deux ulcérations de deux lignes d'étendue. La membrane muqueuse de la première portion du duodénum est rouge. La membrane muqueuse de tout l'intestin grêle ne présente aucun changement appréciable dans sa consistance ou sa coloration, mais trois glandes de Peyer, vers le tiers inférieur de l'ilion , sont ulcérées ; la surface de ces ulcérations est inégale et rouge. Une ulcération semblable existe dans le cœcum et à la surface de quelques rides du gros intestin où çà et là se rencontrent quelques taches rouges.

Nulle autre lésion apparente dans les autres organes.

2ᵉ *Observation.*

Pneumonie droite. — Râle crépitant. — Petite caverne revêtue d'une fausse membrane.

Genet (Adolphe), âgé de 4 ans, fut admis , le 6 mars 1827, à l'hôpital des Enfants : il avait de la fièvre, toussait et avait de la diarrhée. On apprit encore que, depuis cinq semaines, il se plaignait d'une douleur en avant du sternum.

Tels furent ensuite, pendant son séjour à l'hôpital, les phénomènes *expressifs* de la maladie : figure pâle, mais non altérée ; pouls, 120 pulsations par minute ; peau chaude ; toux fréquente, quinteuse, petite, sèche : le thorax percuté résonnait bien ; l'auscultation permit de reconnaître du râle sous-crépitant en arrière à droite. Soif ; langue blanche ; le ventre est médiocrement douloureux à la pression ; diarrhée. Cet état persista, et nulle modification importante ne s'était manifestée dans les symptômes indiqués, quand le malade mourut subitement, le 7 avril.

Nécroscopie le 9.

État extérieur : rigidité cadavérique , embonpoint ordinaire. *Tête* : méninges et substance cérébrale humide , sans coloration ou consistance particulière. *Thorax* : la membrane muqueuse qui tapisse les premières ramifications bronchiques est d'un rouge pâle, mais seulement dans les portions comprises entre les cerceaux cartilagineux. Quelques adhérences, qui paraissent anciennes, existent entre les deux feuillets de la plèvre du coté droit. Les lobes supérieur et moyen du poumon droit sont gorgés de sang , peu crépitans mais surnagent. La partie supérieure et postérieure du lobe inférieur droit est hépatisée au premier degré : au milieu du tissu pulmonaire ainsi altéré , existe une excavation de la grandeur de la coque d'une amende , communiquant avec quelques ouvertures bronchiques , ne contenant aucun liquide et dont les parois sont revêtues d'une matière floconneuse , molle , blanchâtre ou grise. Cette couche exsudée n'offait point encore de traces sensibles d'organisation.

Quelques adhérences anciennes unissent aussi çà et là les plèvres gauches ; le poumon de ce côté est seulement un peu engoué à sa base , et cet engouement paraît n'être qu'un résultat cadavérique.

Le péricarde contient environ trois onces de sérosité citrine et transparente. Le volume du cœur n'offre rien de remarquable , et la surface interne des gros vaisseaux est pâle.

Abdomen. Les ganglions mésentériques sont pâles et peu développés. La membrane muqueuse de l'estomac est recouverte de mucosités blanchâtres : cette membrane , généralement pâle, est parsemée vers son bas-fond de sept à huit petites taches rouges.

La muqueuse du jéjunum est pâle et enduite de mucosités jaunes; celle de l'iléon est recouverte de mucosités d'un jaune verdâtre : elle est aussi généralement pâle ; cependant, vers le tiers inférieur de sa longueur, trois plaques de Peyer sont ulcérées ; les bords de ces ulcérations sont rouges et élevés , tandis que leur fond est d'un rose pâle. Toute la surface interne du gros intestin est enduite de matières verdâtres , et çà et là , dans toute l'étendue du colon , l'orifice de quelques follicules isolés est indiqué par des points noirs.

L'épaisseur et la consistance de toute la membrane muqueuse intestinale n'offre rien d'insolite.

3ᵉ *Observation.*

Dépression du thorax. — Beaucoup d'oppression. — Râle crépitant à gauche. — Teinte vineuse de la muqueuse des bronches. — Pas de pneumonie.

Guillemin (Jules), âgé de deux ans et demi, fut apporté à l'hôpital des Enfants, le 20 mars 1827. Cet enfant avait les jambes grêles , faibles ; le thorax déprimé latéralement sans déviation du rachis ; il ne parlait pas. On apprit qu'il toussait depuis un mois; que depuis quatre jours seulement il était tombé plus gravement malade, toussait beaucoup, *et manquait souvent d'étouffer.*

Visite du 21. Pouls, 132 pulsations par minute ; chaleur de la peau naturelle ; respiration plaintive, fréquente (60 inspirations par minute); anxiété ; oppression très grande ; toux fréquente ; râle crépitant à grosses bulles, en arrière et sur-tout à droite ; la poitrine résonne également bien des deux côtés. *Le* 22 : anxiété très grande ; respiration abdominale ; figure violacée ; mort.

<hr>

Autopsie le 23.

Téte : vaisseaux de la superficie des hémisphères injectés. Arachnoïde transparente et humide ; substance grise rosée ; substance blanche un peu piquetée, consistance ordinaire ; une once environ de sérosité transparente se trouve dans les ventricules du cerveau. *Thorax* : la membrane muqueuse qui tapisse les voies aériennes présente partout une coloration vineuse ; elle n'est point ramollie. Les ganglions bronchiques sont un peu tuméfiés et rouges.

Les deux poumons, ni hépatisés, ni même engoués, sont gorgés cependant d'une grande quantité de sang ; leur tissu est rouge, mais partout crépitant, partout très perméable à l'air : cette congestion sanguine est encore plus prononcée dans le lobe inférieur droit.

Il existe très peu de sérosité transparente dans le péricarde. Les cavités droites du cœur contiennent des caillots de sang. La surface interne des gros vaisseaux est pâle ; et, du reste, aucune lésion ne se remarque dans les autres organes.

<hr>

4ᵉ *Observation.*

<hr>

Pneumonie. — Râle crépitant. — Orthopnée. — Multitude de points pneumonisés.

<hr>

Louis Monuci, âgé de deux ans, fut admis, le 15 juin 1827, à l'hôpital des Enfants. Pour tout renseignement, on sut qu'il était malade depuis quatre jours. Examiné le 16, tels furent les symptômes qui furent reconnus : figure pâle exprimant la douleur ; agitation ; criailleries ;

toux fréquente et par quintes ; pouls , 124 pulsations par minute ; peau chaude ; respiration fréquente. *Ausculta-tion* : râle crépitant à grosses bulles existant des deux côtés et en arrière de la poitrine , abondant sur-tout à droite ; expansion pulmonaire moins franche à droite qu'à gauche. *Percussion* : légère différence à droite ; ce côté paraît moins sonore postérieurement. Les jours suivants et jusqu'au 24, aucune modification remarquable ne se manifeste dans les symptômes mentionnés. Le 24 , aux phénomènes pré-cédents se joignent une oppression considérable , véritable orthopnée ; une fréquence presque incalculable du pouls et des mouvements respiratoires ; un peu de diarrhée. La mort survint le 25.

Autopsie le 26.

Poitrine : la membrane muqueuse de la trachée et des bronches est pâle , recouverte d'un mucus filant et écu-meux. Les ganglions bronchiques sont injectés et un peu tuméfiés. Toute la surface postérieure du poumon droit est, pour ainsi dire , criblée de points pneumonisés. Les petits groupes de tissu pulmonaire ainsi altéré, sont durs , denses , difficiles à déchirer ; se précipitent au fond d'un vase plein d'eau et n'offrent point d'aspect grenu , même après l'incision du tissu qui les compose. Ces pneumonies partielles (dont l'étendue de chacune peut être évaluée à un ou deux pouces) se rencontrent sur toute la surface pos-térieure des trois lobes pulmonaires droits , et pénètrent seulement à environ un pouce de profondeur dans le tissu du poumon. Toute la partie antérieure de ce même pou-mon est crépitante et parfaitement saine. Les portions intermédiaires à celles altérées et précédemment décrites , se trouvent pareillement dans l'état physiologique. Le lobe supérieur du poumon gauche est sain , mais toute la partie superficielle et postérieure du lobe inférieur de ce côté , est parsemée aussi de phlegmasies partielles.

À l'exception de quelques rougeurs existant vers la fin de l'iléon , aucune lésion ne se remarque dans les autres organes.

5ᵉ *Observation.*

Pneumonie double. — Pas de râle. — Eruption de variole. — Cavernes , suite de pneumonies partielles.

Mayer (Louis), âgé de six ans , fut admis , le 13 janvier

à l'hôpital des Enfants ; il toussait depuis deux mois et demi , mais n'était alité que depuis deux jours. Lors de son entrée à l'hôpital , il avait de l'oppression , toussait assez fréquemment ; sa peau était chaude ; son pouls battait 120 fois par minute ; il se plaignait d'une douleur sous la clavicule droite ; sa poitrine auscultée ne faisait entendre aucun râle , mais le bruit respiratoire paraissait plus faible à droite ; la percussion de ce côté en arrière paraissait aussi moins sonore. Du reste , point d'expectoration , point de diarrhée , de vomissements. Dans la nuit du 13, déliré. Le 14 , ventre tendu , ballonné , mais non douloureux ; langue rouge ; soif ardente ; pouls, 140 pulsations par minute ; mêmes symptômes du côté de la poitrine. Malade agité , parfois délirant. Même état le 15 et le 16. Le 17, apparaît une éruption de variole confluente. Mort le 18.

Autopsie.

Tête : un peu d'infiltration séreuse dans le tissu de la pie-mère. Deux cuillerées environ de sérosité transparente dans les ventricules du cerveau. Substance cérébrale généralement un peu molle et abreuvée de sérosité. Ganglions bronchiques rouges , tuméfiés , parsemés de quelques points tuberculeux. Muqueuse bronchique pâle. Plèvres sans injection ni opacité. Un verre de sérosité sanguine se trouvait épanchée dans la cavité thoracique droite. Le sommet du poumon droit est rouge , à peine crépitant ; le tissu en est ferme et gorgé de sang : cette altération existe dans l'étendue de deux pouces ; presque tout le lobe inférieur de ce poumon est pareillement engoué.

Le lobe supérieur du poumon gauche est crépitant , exsanguë. Il existe postérieurement une adhérence peu étendue entre les deux feuillets de la plèvre gauche , et à hauteur environ de la partie supérieure du lobe inférieur ; ce lobe est engoué vers son bord postérieur. Vers le sommet du même lobe inférieur existe une caverne capable de contenir une noix ; la surface interne en est lisse et rougeâtre ; elle paraît formée par le tissu pulmonaire ulcéré. Quatre autres petites excavations existent pareillement dans ce lobe , et se trouvent situées vers son bord postérieur ; elles contiennent de la matière pulpeuse ; leurs parois sont molles et paraissent formées par le tissu pulmonaire infiltré de pus et ramolli.

Abdomen: vers la fin de l'iléon se trouvent deux plaques de Peyer rouges et boursoufflées, et quatre ou cinq ulcérées; tout le reste du tube intestinal, tant sous le rapport de la consistance, que sous celui de la coloration de la membrane muqueuse, ne présente rien de particulier. Les autres organes paraissent aussi exempts de lésions.

6e *Observation.*

Pleuro-pneumonie gauche bien dessinée. — Pneumonie droite latente. — Anasarque.—Altération simulant le granit; rénification au deuxième degré, puis au premier. — Emétique à haute dose.

Boulain (Auguste), âgé de 7 ans et demi, fut admis le 10 juillet 1827 à l'hôpital des Enfants ; il était *malade* depuis 8 jours. Pendant ce prodrome, s'était manifesté de la fièvre, des vomissements, de la céphalalgie, une douleur au côté gauche de la poitrine, mais peu de toux. Le jour de son entrée furent reconnus les symptômes suivants : figure pâle; pouls, 126 pulsations par minute; peau chaude; soixante inspirations par minute; toux médiocrement fréquente, sèche. Douleur vers le côté latéral et antérieur gauche de la poitrine. La percussion et l'auscultation ne fournissent aucun résultat particulier. Le 13 : expansion pulmonaire moins franche à gauche ; persistance des autres phénomènes. Le 14 : matité à gauche, râle crépitant, toux peu fréquente. Du 2 au 3 août, un peu de bouffissure ; toux répétée; pouls très fréquent; peau chaude. Le 4, infiltration des bourses et des membres abdominaux. Le 5, sifflement bronchial et œgophonie à gauche; matité complète du même côté; pouls 124 pulsations; anasarque. Le 7, administration du tartre stibié à haute dose (il est continué jusqu'au 10). Le 7, vomissements, pas de diarrhée. Le 8, pouls irrégulier, ne battant guère plus de 88 fois par minute: matité complète à gauche; sifflement bronchial moins prononcé. Le 9, respiration très fréquente; pouls, 100 pulsations; diarrhée. Le 10, maigreur extrême ; altération des traits de la face; mort le 13 août. (Les premières doses d'émétique étaient de trois grains, les dernières de cinq.) Autopsie le 14.

Thorax: Un verre de sérosité jaunâtre, transparente, se trouve épanchée dans la cavité thoracique droite; quelques adhérences celluleuses réunissent çà et là les deux feuillets de la plèvre. La partie postérieure du lobe supérieur

du poumon droit est hépatisée (passage du 2ᵉ au 3ᵉ degré);
le lobe moyen est engoué vers la partie antérieure; le
lobe inférieur est pareillement hépatisé en arrière. La cavité gauche du thorax ne contient qu'un peu de sérosité
citrine; le lobe moyen en arrière est revêtu de fausses membranes épaisses, rugeuses et rougeâtres; le feuillet pleural
correspondant, qui revêt les côtes, est recouvert de productions semblables. Les deux lobes du poumon gauche adhèrent ensemble; tout le lobe supérieur gauche est sain et
crépitant, à l'exception cependant d'une petite portion de
la base, qui est dure, dense, difficile à déchirer, rouge,
sans aspect grenu et qui se précipite au fond de l'eau. Tout
le lobe inférieur gauche est hépatisé; son aspect est comparable à celui d'un granit parsemé de rouge, de brun et
de gris - blanc; l'incision de ce tissu pathologique laisse
échapper une sanie grisâtre. La membrane muqueuse des
voies aériennes est généralement pâle; quelques petits rameaux bronchiques contiennent du mucus puriforme. Les
ganglions bronchiques sont développés et rouges. Le péricarde contient environ deux cuillerées de sérosité transparente.

Abdomen. La membrane muqueuse de l'estomac présente
quelques plaques rouges vers son bas-fond et quelques
traces d'injection ramiforme vers la région pilorique;
la consistance de cette membrane n'est point altérée; l'intestin grêle dans toute sa longueur ne présente aucune
trace phlegmasique; le cœcum offre quelques rougeurs
par injection et quelques plaques brunes. Toute la surface
interne dn colon présente çà et là des rougeurs pointillées
ou par plaques; le rectum lui-même est parsemé de plaques rougeâtres.

Ailleurs, nulle autre chose à noter.

7ᵉ *Observation.*

Pneumonie. — Points pneumoniques. — Caverne dans un poumon.

Rey (Marie), âgée de 3 ans, idiote (ne voyant pas, ne
marchant pas, n'ayant jamais parlé, mais paraissant entendre), toussait depuis 3 mois et avait de la diarrhée depuis 8 jours. A son entrée à l'hôpital : toux, diarrhée,
fièvre, du reste très affaiblie; elle succombe enfin après
deux mois de séjour à l'hôpital.

Nécroscopie. Habitude extérieure : maigreur extrême.

Thorax : Membrane muqueuse des bronches, pâle ; peu de mucosités dans les canaux aériens. Les lobes supérieurs et moyens du poumon droit, sont exsangués et parfaitement crépitants. Le lobe inférieur du même poumon est hépatisé en rouge dans ses deux tiers postérieurs et supérieurs. Au milieu du tissu ainsi altéré, existe une caverne capable de contenir la moitié d'un œuf de poule : ses parois sont tapissées par une pseudo-membrane molle et d'un gris blanchâtre ; sa cavité contenait un liquide spumeux et de couleur grise. Quelques traces de pneumonies partielles, dont quelques-unes arrivées au second dégré, se trouvaient disséminées dans le poumon gauche.

Abdomen : vers la fin de l'iléon existaient quelques rougeurs par plaques et par injection ; le cœcum était finement injecté à sa surface interne ; la membrane muqueuse du colon était parsemée de petites plaques brunes.

Téte : Le front est large ; les diamètres du crâne le sont aussi géneralement ; les circonvolutions cérébrales petites, mais bien dessinées. La substance du cerveau est généralement pâle et d'une consistance assez ferme ; les ventricules du cerveau sont dilatées et contiennent environ quatre onces de sérosité. Toutes les parties centrales du cerveau, non-seulement existent, mais sont intactes et très fermes. Les fosses occipitales semblent petites ; l'épaisseur des os du crâne est ordinaire. On avait peut-être examiné légèrement cette malade ; mais on ne s'était aperçu de l'existence d'aucun symptôme du côté de la poitrine autre que la toux.

8ᵉ *Observation.*

Pneumonie. — Vaste caverne. — Crachats fétides.

Renaud (François), âgé de 12 ans, fut admis à l'hôpital des Enfants le 31 mars 1827. Pâle, maigre, il toussait depuis long-temps. *Le 1ᵉʳ avril*, la peau était chaude ; le pouls battait 100 fois par minute ; le malade toussait fréquemment ; sa toux était profonde et grasse ; son haleine fétide ; sa langue blanche et humide.

Percussion : Matité sous la clavicule droite. *Auscultation* : Bruit respiratoire faible vers le sommet du poumon droit ; râle crépitant vers la même région *Le 2 avril* : En arrière, à droite et en haut, ainsi que sous la clavicule droite, existe du râle sous-crépitant ; le thorax, percuté vers ces points, est moins sonore ; le malade expectore des crachats d'un gris brunâtre, non visqueux et très fétides ; son pouls est petit et bat 104 fois par minute. *Le 4* : le râle qui existait vers les points indiqués est devenu muqueux ; l'expectoration abondante présente toujours les mêmes caractères ; le malade n'accuse aucune douleur particulière ; cependant il gémit et se plaint sans cesse ; sa figure est altérée, sa peau chaude, humide, et depuis deux jours il a un peu de diarrhée. Son haleine est toujours très fétide, sa langue plus rose. *Le 9* : il a expectoré environ un verre de sang noir mêlé de crachats ; son pouls est petit et bat 112 fois. *Le 10* : l'expectoration est encore sanglante, accompagnée de nausées, d'anxiété, d'agitation. L'expectoration, mêlée de sanie, continue le 11 : tout ce jour le malade est dans le délire et meurt dans la nuit.

Autopsie le 12.

Thorax : La cavité droite du thorax contient 4 onces d'un liquide sanieux, gris noirâtre, non visqueux, auquel ne sont point mêlés des caillots de sang : ce liquide provient d'une caverne située dans le poumon droit ; on lui a donné issue en déchirant quelques adhérences intimes qui unissaient les feuillets de la plèvre. Les trois lobes pulmonaires sont adhérents entre eux ; l'incision du tissu du poumon met à découvert une énorme excavation anfractueuse, sinueuse vers certains points, et occupant toute la partie centrale des lobes supérieur et moyen et les deux tiers supérieurs du lobe inférieur. La surface interne de cette vaste caverne est tapissée par un putrilage molasse et grisâtre qui offre partout le même aspect et la même consistance, et s'étend sur toute la périphérie de l'excavation, jusqu'à 3, 4, et même 5 lignes de profondeur. Le tissu pulmonaire ambiant, et qui forme pour ainsi dire la coque de cette cavité, a un pouce d'épaisseur, quelquefois deux, et même un peu plus vers le côté interne. Ce tissu d'ailleurs est induré, d'un gris brunâtre dans certains points, et rougeâtre dans d'autres : il est généralement dense, coriace, et ne surnage point. De nombreuses ouvertures bronchiques communiquent avec cette excavation, et de nombreuses brides, tantôt sous forme de cloisons ou de colonnes, simulent ou augmentent les sinuosités déjà indiquées. Tout le tiers inférieur du lobe inférieur droit est comme *rénifié*.

Le poumon gauche est souple, crépitant, nullement engoué. Les ganglions bronchiques sont volumineux et d'un rouge foncé. Le péricarde contient un peu de sérosité transparente. Le cœur, plus volumineux que le poing de l'enfant, contient un peu de sang caillé. La surface interne des gros vaisseaux est pâle.

Abdomen : Les organes digestifs ne présentent aucune lésion.

Tête : La grande cavité de l'arachnoïde contient plusieurs onces de sérosité transparente. Quelques points de l'arachnoïde de la convexité ont perdu un peu de leur transparence, et il existe çà et là un peu d'infiltration séreuse dans le tissu de la pie-mère. Du reste, les membranes ne sont ni sèches ni injectées. Les ventricules du cerveau renfermaient environ une once de sérosité transparente. Nulle injection d'ailleurs, nul ramollissement de la substance cérébrale.

9e *Observation.*

Déformation du thorax.—Pnenmonie légère.—Beaucoup d'oppression.

Muloches (Jean-Baptiste), âgé de 3 ans, fut reçu le 18 juin 1827 à l'hôpital des Enfants. Scrophuleux et rachitique, il a le thorax rétréci latéralement. Il toussait depuis plusieurs mois et il était très oppressé.

Tels furent les symptômes qu'il présenta durant les 20 jours qui précédèrent sa mort : pouls (pulsations par minute, 112, 116, 124, 96, 108, 120). Peau chaude, sèche; toux fréquente; figure pâle; pas de diarrhée; respiration toujours très fréquente, souvent anxieuse; oppression; râle muqueux en arrière des deux côtés; râle sous-crépitant et crépitant à droite; râle muqueux et sifflement bronchial à gauche; poitrine toujours sonore; maigreur extrême. Mort le 8 juillet.

Autopsie.

Tête : Les ventricules cérébraux contiennent une demi-once environ de sérosité transparente; la coloration et la consistance de la substance cérébrale n'offrent rien que d'ordinaire.

Thorax : La membrane muqueuse des voies aériennes est pâle. Le poumon droit, vers son sommet, en arrière et dans l'étendue de 3 pouces, est d'un rouge vif, dur, dense, coriace, et ne surnage point. Le lobe inférieur présente en arrière une sorte de liseré formé par une portion de tissu pulmonaire semblablement altéré. Tout le reste de ce poumon est sain. Le tiers inférieur du lobe inférieur du poumon gauche est aussi altéré d'une manière toute pareille. Tout le reste de ce lobe d'ailleurs, ainsi que tout le lobe supérieur, est sain, crépitant.

Le péricarde contient un peu de sérosité.

Toute la muqueuse digestive est exempte de coloration particulière, et sa consistance est naturelle.

———

10e Observation.

———

Pneumonie chronique droite. —Altération propre à la pnenmonie chronique très ancienne (celle-ci peut remonter à deux ans, époque d'une rougeole). —Râle sous-crépitant. — Percussion immédiate et médiate comparative.

———

Au n° 29 de la salle Saint-Louis de l'hôpital de la rue de Sèvres, entra, le 5 octobre 1827, un enfant âgé de 10 ans, sur l'état duquel on recueillit les renseignements suivants : Il s'enrhumait souvent, toussait beaucoup depuis trois jours ; sa toux avait lieu par quintes, était suivie d'expectoration, et quelquefois de vomissements. Des sangsues avaient été appliquées à l'épigastre. *Le jour de l'entrée à l'hôpital,* le pouls battait 120 fois par minute ; la peau était chaude. Toux fréquente, quinteuse ; expectoration de crachats muqueux, clairs, peu visqueux ; la toux s'accompagnait de douleurs vers l'appendice xiphoïde ; les régions homologues de la poitrine étaient sonores, et également sonores à la percussion ; l'auscultation fit reconnaître, en arrière, du râle crépitant : il existait des deux côtés, mais en plus grande abondance à droite. Langue blanche ; ventre non sensible ; pas de diarrhée.

Phénomènes nouveaux et modifications qui se manifestèrent les jours suivants dans les symptômes précédents.

Le 8 octobre : deux évacuations alvines liquides. *Le 9 :* l'expansion pulmonaire, toujours accompagnée de râle sous-crépitant, devient moins franche à droite ; la percussion du thorax est toujours également sonore. *Le 10, percussion immédiate :* Nulle différence dans la sonoréité des deux

côtés de la poitrine. *Percussion médiate* : Légère différence à droite : ce côté du thorax est moins sonore en arrière et en haut. Après l'emploi des saignées générales et
locales, des boissons émollientes ; un vésicatoire fut placé
sur la partie droite et postérieure du thorax. *Du 8 au 14* :
diarrhée, mais ventre souple et pas sensible à la pression ;
pouls, 128 pulsations. *Le 14 et le 15* : le *pectorimètre* appliqué sur la plaie du vésicatoire, permit de constater
l'existence de matité vers cette région. Le malade s'affaiblit
et mourut le 17.

Autopsie cadavérique le 19 octobre.

Thorax : Quelques adhérences pleurétiques anciennes
existaient des deux côtés, mais particulièrement à droite ;
le poumon gauche est crépitant, parfaitement sain. Les
parties moyennes et supérieures du lobe supérieur du
poumon droit étaient altérées ainsi qu'il suit : tissu grisâtre, ferme, dense, criant sous le scalpel, peu humide,
n'offrant pas l'aspect vésiculeux, traversé par des bronches
dilatées et épaissies. La base de ce lobe, ainsi que les deux
autres lobes du même poumon, paraissent sains ; les ganglions bronchiques qui avoisinent les bronches gauches,
ne présentent rien de particulier ; tandis que ceux qui en-
tourent la racine du poumon droit, sont pour la plupart
gonflés, rouges ou tuberculeux. La surface interne des
bronches était généralement pâle et enduite, dans quelques
subdivisions, d'un mucus puriforme.

Abdomen : Nulle trace de phlegmasie dans l'estomac et
l'intestin grêle. Quelques arborisations rares dans le cœcum, et, du reste, nulle autre lésion appréciable dans les
autres organes.

Ce malade avait eu la rougeole il y a deux ans, et M. Guersent pensait que sa pneumonie datait de l'époque de l'exan-
thème.

11ᵉ *Observation.*

Pneumonie gauche. — Variole. — Rénification au 2ᵉ degré. — Poitrine
sonore. — Pas de râle. — Pas d'expectoration.

Garo (Désiré), âgé de 3 ans, fut apporté le 9 octobre 1827
à l'hôpital des Enfants. Il était mal portant et toussait

depuis le mois de septembre dernier. Il avait eu la variole
le 1ᵉʳ octobre. Il se trouvait dans l'état suivant lors de son
entrée à l'hôpital : pouls, 120 pulsations par minute; peau
chaude, couverte de pustules nombreuses, dont quelques-
unes commencent à se dessécher; essoufflement; toux fréquente, non accompagnée de râle, non suivie d'expectoration; poitrine partout sonore; expansion pulmonaire assez
franche; pas de diarrhée. Les jours suivants la toux devient
rauque, l'inspiration sifflante; nul symptôme nouveau ne
se manifeste du côté de la poitrine. La dessiccation des pustules devient plus générale; mais le malade s'affaiblit et
meurt le 12 octobre au soir.

Autopsie.

La membrane muqueuse des bronches n'offre point de
coloration anomale; celle du larynx est d'un rouge violacé,
plissée, et recouverte de quelques pustules.

Les poumons, et particulièrement le gauche, sont gorgés
de sang. Le lobe inférieur gauche est engoué, et çà et là,
au milieu de ce lobe, se trouvent des groupes de lobules
pulmonaires transformés en un tissu de couleur rouge pâle,
entremêlé d'intersections blanchâtres, assez friable (on peut
l'écraser en le pressant assez fortement entre les doigts),
empreint d'une sorte d'humidité purulente, d'une surface
ou aspect non grenu, et ne surnageant point. (Rénification
au 2ᵉ degré ou grise.)

Abdomen : L'estomac et l'intestin grêle ne présentent
rien de particulier, à l'exception de quelques follicules
isolés, qui, sans être rouges, se trouvent développés, et
dont l'orifice se trouve indiqué par un point noir. Cette
disposition et cet état des follicules de Peyer, se continue
sur la fin de l'iléon, et à la surface de tout le gros intestin.
Quelques plaques roses se rencontrent vers la fin de l'iléon,
et la muqueuse rectale offre quelques injections (arborisations).

12ᵉ *Observation.*

Pneumonie double ; variole. Forme d'altération en liseré. — Pas de
râle. — Pas de modification dans le son rendu par la poitrine, etc.

Levaux (Louis), âgé de 6 ans et demi, fut admis à l'hôpital des Enfants le 4 août 1827. Cet enfant avait eu la va-

riole il y avait deux mois, et depuis cette époque il ne jouis-
sait pas d'une bonne santé : il toussait un peu , avait parfois de la diarrhée et maigrissait beaucoup. A son entrée :
peau chaude, pouls fréquent (104 pulsations par minute) ;
toux humide, profonde, fréquente, non suivie d'expectoration ; la poitrine résonne bien , et également des deux
côtés; l'auscultation permet d'entendre partout le bruit respiratoire, sans mélange d'aucun râle. Il existe un peu de
diarrhée, mais le ventre n'est pas douloureux à la pression.
Ce groupe de symptômes persiste jusqu'au 13 du même
mois à quelques nuances près, mais sans modifications
importantes dans les phénomènes morbides ; seulement,
l'affaiblisement du malade a toujours été en croissant jusque là ; et ce jour, c'est à dire le 13 , la mort survint.

Autopsie cadavérique le 15.

Poitrine : Le bord antérieur des deux lobes supérieurs
du poumon droit , dans toute sa longueur et jusqu'à
un demi-pouce de profondeur est *comme rénifié* (genre
d'altération déjà décrite). Cette altération se présente
sous la forme d'un *liseré*. La partie postérieure du lobe
inférieur de ce même côté, présente un peu d'engouement
cadavérique. La pointe seulement de la base du lobe supérieur du poumon gauche, dans l'étendue d'un pouce environ , présente aussi le genre d'altération que nous avons
indiqué précédemment. Dans le lobe inférieur du même
poumon trois points (et chacun d'eux a environ le volume
d'une aveline) sont encore semblablement modifiés par
l'inflammation. La membrane muqueuse des voies aériennes est pâle, enduite de mucosités. Les ganglions bronchiques sont brunâtres et peu développés.

Le cerveau, les organes digestifs n'offrent point de
lésions apparentes : nous noterons seulement une injection
légère sur les rides du gros intestin.

13e *Observation.*

Pneumonie droite. — Percussion immédiate sans résultat. — Percussion
médiate avec résultat. — Râles multiples (muqueux et sifflants). —
Pas d'expectoration.

Laverdure (Antoine), âgé de 4 ans, toussait depuis
quelque temps. Le 9 novembre 1827, peu de fièvre; toux
par quintes; pas d'expectoration ; râle muqueux et sifflant

dans toute l'étendue de la poitrine; sonoréité très grande et égale des deux côtés (mauve édulcorée, julep gommeux, bains de pieds, diète). Le 10 et le 11, point de changement (même prescription).

Le 12, pouls fréquent (cent vingt pulsations par minute); peau sèche et chaude; respiration fréquente; toux par quintes; mélange de râle sifflant et muqueux; *percussion immédiate* et *médiate*, ne donnant aucun résultat (saignée de ℥jv. — Mauve édulcorée, julep gommeux, diète).

Le 14, même état général; pas de sifflement tubaire (bronchial); expansion pulmonaire peut-être moins franche des deux côtés en arrière; mêmes râles. Percussion *immédiate* : les deux côtés de la poitrine paraissent également sonores. *Percussion médiate* : légère matité en arrière à droite (huit sangsues en arrière à droite; mauve édulcorée, julep gommeux, lait coupé).

Même état les jours suivants: médecine expectante, le 17 (vésicatoire en arrière à droite, lait, mauve édulcorée). Mort le 19.

Autopsie cadavérique le 20.

Poumon gauche, sain.—Poumon droit, entièrement hépatisé dans les deux tiers postérieurs de son lobe moyen.

14ᵉ *Observation.*

Pneumonie double. — Râle crépitant. — Percussion sans résultat. — Poumon gauche parsemé de pneumonies partielles.—Tout le poumon droit hépatisé, contenant deux ou trois tubercules miliaires et une caverne *tuberculeuse.*

Mertelle (Désiré), âgé de 3 ans, reçu le 27 janvier 1827 à l'hôpital des Enfants, toussait depuis trois semaines; mais depuis huit jours, il était plus gravement malade, toussait davantage, avait de la fièvre, se plaignait du ventre et avait de la diarrhée. Le jour de son entrée à l'hôpital, son pouls battait 100 fois par minute, sa respiration n'était ni gênée ni très fréquente; du râle crépitant s'entendait à droite sous la clavicule en arrière et en bas du même côté; mais la poitrine résonnait d'ailleurs bien partout. Il toussait assez fréquemment; son ventre était douloureux à la pression; sa langue blanche. Les jours suivants, nulle modification remarquable n'eut lieu dans les symptômes ; le malade avait deux ou trois selles liquides par jour ; l'état du ventre sur-tout parut s'exaspérer vers les premiers jours de mars ; la sensibilité à la pression était la même, mais les évacuations alvines augmentèrent de fréquence. Le malade déjà faible, dépérit rapidement ; sa peau devint chaude et séche, terreuse ; sa langue sèche, sale ; la face hippocratique. La mort survint le 19 mars.

Nécroscopie le 20.

La membrane muqueuse bronchique était pâle ; les glandes bronchiques, en partie rouges et hypetrophiées, en partie tuberculeuses. Le lobe supérieur du poumon gauche était parfaitement sain, l'inférieur parsemé de traces de pneumonies partielles. Les trois lobes pulmonaires droits confondus entre eux, étaient réunis par des adhérences, et de larges exudations plastiques recouvraient postérieurement la surface du poumon droit. Tout le poumon droit était hépatisé et d'un rouge décoloré, approchant du gris. Son tissu était dense, compacte, difficile à pénétrer, à déchirer ; les tranches que l'on en séparait ne s'offraient point sous un aspect granulé. Vers le tiers supérieur du lobe supérieur de ce côté, existait une excavation à parois violacées tapissée par une matière albumineuse assez ferme ; cette caverne était sans communication apparente avec les bronches et elle aurait pu loger une grosse noix. De la matière tuberculeuse (par fragments) était contenue dans cette caverne, et 2 ou 3 tubercules miliaires non ramollis se trouvaient en outre vers cette partie du poumon droit.

Abdomen : Estomac contracté, plusieurs taches brunâtres çà et là se trouvent sur les rides de la muqueuse. L'intestin grêle n'offrait aucune lésion ; beaucoup de follicules isolés étaient développés, mais sans rougeur. La surface interne de l'S du colon et celle du rectum était recouverte d'une exudation albumineuse d'un blanc grisâtre, qui s'enlevait facilement par le grattage ; la muqueuse sous-jacente avait une teinte violacée et avait sensiblement perdu de sa consistance.

Rien, du reste, de remarquable ailleurs.

15e Observation.

Déformation du thorax. — Pneumonie double. — Respiration très gênée. — Emétique à haute dose.

Noel (Claude), âgé de 3 ans, convalescent de rougeole,

fut reçu le 30 juillet 1827 à l'hôpital des Enfants. Il toussait beaucoup, était très oppressé et avait de la fièvre. Cet enfant était faible et rachitique. Il présentait, à gauche, une courbure très prononcée du rachis; sa poitrine était déprimée, rétrécie; ses membres arqués.

Symptômes et modifications qui se sont offerts durant le cours de la maladie.

Pouls, 108 pulsations; peau chaude; figure pâle; langue rose; ventre indolent; pas de diarrhée; toux fréquente; respiration gênée et très précipitée. L'auscultation de la poitrine permit de reconnaître, des deux côtés, du râle muqueux. La percussion des parois de cette cavité était partout sonore.

Le 4 *août* : la respiration était on ne peut plus gênée; l'on comptait 64 inspirations par minute; la toux était grasse, humide, mais non suivie d'expectoration; l'on entendait toujours du râle muqueux en arrière; le thorax percuté dans ce sens ne résonnait plus inférieurement; le son était mat des deux côtés, et de plus on y percevait le souffle bronchial; le 8 l'enfant s'affaiblit, suffoqué par instants; la figure s'altère; l'amaigrissement est remarquable, le pouls est filiforme, la peau est sèche, rugueuse.—Pas de diarrhée. Mort le 10

Nécroscopie le 11. *Tête* : vaisseaux de la superficie gorgés de sang.—Membranes humides; substance blanche un peu sablée; demi-once environ de sérosité transparente dans les ventricules cérébraux.

Thorax. La cavité gauche du thorax contient environ une once de sérosité jaunâtre, trouble, mais sans flocons.

La surface inférieure du poumon est parsemée de quelques liserés rares, pseudo-membraneux. La plèvre costale est sensiblement injectée. Tout le lobe inférieur du poumon de ce côté est hépatisé en rouge pâle; la pression du tissu pulmonaire ainsi altéré, fait suinter, de toutes les extrémités des ramifications bronchiques divisées, un mucus puriforme assez abondant; la partie postérieure du lobe supérieur de ce côté est un peu engouée (engouement cadavérique). Il n'y a pas de sérosité épanchée à droite, mais le lobe inférieur de ce poumon également hépatisé et au même degré, est aussi partiellement revêtu de fausses membranes. Le lobe pulmonaire supérieur vers son sommet et dans l'étendue d'un demi-pouce, est pareillement hépatisé.

La membrane muqueuse de la trachée et des bronches

principales est pâle; celle qui tapisse les dernières ramifications bronchiques offre une teinte violacée. Les ganglions
bronchiques, sur-tout à droite, sont rouges et volumineux.

Abdomen : Le bas-fond de l'estomac est pointillé de rose.
Les follicules de Peyer sont saillants, assez développés, mais
ils sont pâles, et la membrane muqueuse de l'intestin grêle
n'offre nulle coloration insolite. L'orifice des follicules
isolés du gros intestin est marqué par une coloration noirâtre, mais, du reste, nulle trace de rougeurs. Le foie, la
rate et tous les autres viscères en général ne présentent pas
de lésion apparente.

On a d'abord employé le traitement antiphlogistique;
puis vers les derniers jours de la maladie, l'on a administré l'émétique à dose *rasorienne*. La tolérance s'est
promptement établie.

RÉSUMÉS ET ÉNONCÉS DE QUELQUES OBSERVATIONS.

Symptômes encéphaliques masquant une phlegmasie broncho - pulmonaire.

Fille âgée de 4 ans. — Respiration inégale, suspirieuse.
— Grincements des dents; somnolence, etc., etc.; mais nul
symptôme d'affection broncho-pulmonaire. — Cependant
la membrane muqueuse de la trachée, du larynx et des
bronches, fut trouvée légèrement injectée. Le poumon
gauche sain. *Poumon droit* : vers le tiers postérieur et sa
base, hépatisation *grise*; le reste du lobe inférieur droit
était engoué.

Garçon de 3 ans. — Mort de dothinentérite. Trachée artère et bronches colorées en rouge, mais pour ces dernières
seulement à gauche. Ganglions bronchiques développés,
rouges. Engouement vers le bord postérieur du poumon
droit; une portion du lobe inférieur de ce poumon est hépatisée.

Garçon de 8 ans. — Toux; râle sibilant et muqueux vers
le sommet du poumon droit; sifflement bronchial ou
tubaire; râle crépitant sous l'aisselle droite; diminution de
la sonoréité du thorax en haut et à droite. L'exploration du
côté gauche de la poitrine est sans résultat. Toux profonde.

Parfois quelques crachats rares, muqueux et purulents. Râle crépitant et sous-crépitant à droite; sonoréité moindre de ce côté. Plus tard, moins de râle, plus d'expansion pulmonaire, plus de résonnance du côté droit de la poitrine. Tous les symptômes avaient sensiblement diminué, et tout annonçait une convalescence prochaine, quand le malade mourut subitement.

Épanchement de 4 ou 5 ʒ de sérosité roussâtre dans la cavité du thorax. Membrane muqueuse des voies aériennes pâle. — Les divisions bronchiques droites sont tapissées de mucus épais. Quelques portions du lobe supérieur droit sont engouées; les lobes moyen et inférieur offrent de semblables lésions. — Poumon gauche sain.

———

Garçon de 13 ans, mort de méningo-encéphalite. — *Pas de toux.* — Le lobe inférieur du poumon gauche est partiellement engoué; le reste de ce poumon et le droit tout entier sont sains. Un seul ganglion bronchique est rouge et développé.

———

Garçon de 4 ans. — Toux. — Pas d'expectoration; râle muqueux et sifflant dans toute l'étendue de la poitrine; sonoréité très grande et égale des deux côtés; légère matité en arrière à droite (percussion médiate); poumon gauche sain; poumon droit entièrement hépatisé dans les deux tiers postérieurs de son lobe moyen.

———

Garçon âgé de 10 ans.—Respiration fréquente; pas d'expectoration; râle crépitant des deux côtés; légère différence à droite en arrière et en haut (à la percussion médiate). — Poumon gauche sain; poumon droit, lobe supérieur hépatisé. — Ganglions bronchiques tuberculeux.

———

Garçon de 6 ans.—Mort de méningo-encéphalite.—Quelques symptômes, du côté de la poitrine, se manifestèrent durant son séjour à l'hôpital, et pendant le cours de la maladie encéphalique.—Pneumonies partielles, et tubercules pulmonaires disséminés dans les poumons.—Tubercules bronchiques.

———

Garçon de 9 ans.—Respiration gênée, abdominale; oppression très grande; râle ronflant des deux côtés de la poitrine; toux. — Larynx et trachée injectés; bronches enduites d'un mucus puriforme ; les trois lobes droits sont adhérents entre eux ; le lobe moyen est hépatisé en arrière ; les lobes gauches sont aussi adhérents entre eux , mais un seul point, et c'est vers la pointe inférieure du lobe supérieur, est hépatisé, et se précipite au fond de l'eau.

* * *

Fille âgée de 6 ans. — Râle crépitant inférieurement à droite, matité vers le même point. Expansion pulmonaire moins franche à droite qu'à gauche ; toux fréquente ; grande oppression ; pneumonies partielles, surtout à droite, et tubercules pulmonaires. Muqueuse bronchique injectée dans les intervalles des cerceaux cartilagineux.

* * *

Fille de 3 ans.—Toux ; poitrine sonore ; bruit respiratoire sans mélange de râle. Plus tard, expansion pulmonaire peu franche, accompagnée de râle difficile à caractériser. Muqueuse de la trachée pâle, des bronches piquetées de rouge ; une ulcération s'y trouve. Granulations dans les deux poumons ; pneumonies partielles dans le lobe inférieur gauche.

* * *

Fille de 6 ans.—Toux ; râle crépitant et muqueux à droite ; matité légère du même côté en arrière. — Adhérences pleurales à droite et à gauche. Lobe supérieur droit hépatisé en gris. Bronches pâles ; ulcération à la surface de l'une d'elles.

* * *

Garçon de 3 ans.—Fièvre ; toux fréquente ; pas d'expansion pulmonaire à gauche ; matité à la percussion. Adhérences à droite, au moyen de pseudo-membranes faciles à détacher, et piquetées de rouge. Les deux lobes supérieurs du poumon du même côté sont hépatisés en rouge et gris pâle. Le lobe inférieur gauche est engoué.

* * *

Garçon de 2 ans. — Toux sèche, petite, depuis deux mois ; pas d'autres symptômes du côté de la poitrine. — Muqueuse aérienne pâle. Le tiers supérieur du lobe supérieur droit, et la moitié inférieure du lobe inférieur gauche , aussi bien que la portion semblable du lobe inférieur droit, sont comme rénifiés, carnifiés. Pneumonie, gastro-entéro-colite.

* * *

Garçon de 10 ans. — Râle crépitant à droite ; toux fréquente ; gêne de la respiration. — 2 verres de sérosité café au lait épanchée à droite; adhérences et fausses membranes; injection de la plèvre costale. Poumon droit, lobe moyen sain ; lobe supérieur hépatisé inférieurement et en arrière. Lobe inférieur hépatisé en rouge-gris.

Garçon de 2 ans 1|2. — Toux fréquente; vers la fin seulement de la maladie, un peu de râle des deux côtés ; muqueuse des voies aériennes , pâle. Lobe inférieur gauche hépatisé en rouge pâle. Partie inférieure du lobe supérieur de ce côté; même altération dans l'étendue de deux pouces.

Garçon de 2 ans 1|2. — Peu d'expansion pulmonaire à droite; vers cette région, matité à la percussion. Toux très fréquente. — Quelques cuillerées de sérosité jaunâtre à droite. Les deux tiers du poumon droit sont hépatisés en rouge.

Fille âgée de 12 ans 2 mois. — Toux fréquente; râle muqueux et sous-crépitant à droite. Un peu de râle difficile à définir à gauche. Sonoréité parfaite des deux côtés. Morte de méningite et de gastro-colite. — Injection et granulations sur les plèvres pariétales; adhérences; le poumon gauche est hépatisé vers la base de son lobe supérieur (hépatisation grise); adhérences des lobes pulmonaires de ce côté. — Poumon droit sain. Un peu de rougeur vers la division des bronches; mucosités purulentes à la surface des bronches. Ganglions bronchiques rouges développés.

Fille de 4 ans, morte d'encéphalite. — Toux profonde, rare. Trachées et bronches saines ; quelques points se trouvent engoués vers la base des poumons.

Fille de 22 mois. — Toux; un peu de râle vers la partie postérieure gauche; expansion pulmonaire moins franche vers ce point. Résonnance grande et égale des deux côtés; râle sous-crépitant à gauche; respiration haute, gênée. Morte de méningo-encéphalite. — Tubercule et abcès dans le cervelet. Muqueuse des voies aériennes, pâle. — Pneumonies partielles inférieurement à gauche : le lobe moyen du poumon droit présente aussi des traces de phlegmasie.

Garçon mort du croup. — Pneumonie double (matité et défaut d'expansion des deux côtés.)

Fille de 22 mois. — Arachno-encéphalite. — Toux; un peu de râle à gauche. — Pneumonie double à l'autopsie.

Garçon de 3 ans 1|2. — Variole, gastro-entérite, pneumonie droite. —Râle muqueux et sibilant, des deux côtés. Pas de matité. La muqueuse des bronches secondaires est d'un rouge lie de vin entre les cerceaux cartilagineux. Les deux tiers supérieurs du lobe inférieur droit sont phlogosés (rénification ou carnification); le reste de ce poumon et tout le poumon gauche sont sains.

Garçon de 3 ans. — Pneumonie droite (hépatisation de tout le poumon). — Râle crépitant à droite; *peu de différence à la percussion;* toux.

Garçon de 5 ans 1|2. — Pleuro-pneumonie gauche. — Râle muqueux et matité à gauche; toux.

Garçon de 3 ans. — Pneumonie double. — (Traces de phlegmasie dans les deux tiers du poumon droit et dans le quart du gauche.) — Toux; râle sous-crépitant des deux côtés; moins d'expansion; plus de matité à droite.

Garçon de 4 ans. — Coqueluche; pneumonie partielle, entéro-colite. Râle muqueux abondant et sous-crépitant; partout à gauche, et en bas à droite; respiration fréquente; toux. Percussion également sonore. Râle ronflant et muqueux des deux côtés. — Les deux poumons étaient parsemés de pneumonies partielles.

Garçon de deux ans.—Entérite; coqueluche; pneumonies partielles doubles. — Respiration fréquente. — Râle sous-crépitant à gauche. Toux par quintes; respiration moins franche à droite et accompagnée de plus de râle; oppression.

Garçon de 12 ans.—Pneumonie bien dessinée; Guérison.

Fille de 10 ans.—Râle sonore; sous la clavicule, sous l'aisselle et généralement dans tout le côté gauche de la

poitrine; peu d'expansion des deux côtés en arrière; toux
fréquente. — Pneumonies partielles des deux côtés.

———

Garçon âgé de 5 ans et demi. — Toux fréquente; percussion sonore. — Râle crépitant et sous-crépitant en arrière
et des deux côtés de la poie; trinrespiration fréquente, gênée. — Muqueuse des bronches injectée. Pneumonies partielles dans les deux poumons. — Gastro-entérite.

———

Garçon de 11 ans. — Toux fréquente, sèche; râle à droite
en bas, et moins d'expansion pulmonaire dans la même
région; peu d'expectoration. Légère différence à la percussion vers le point indiqué. Entéro-colite; sudamina; pneumonies; partielles et tubercules pulmonaires, surtout à
droite et inférieurement.

———

Garçon de deux ans. — Variole; pneumonie droite; râle
muqueux à droite vers le sommet du poumon; percussion
douteuse; toux fréquente; respiration très fréquente, matité à droite au sommet. Adhérences pleurales récentes à
droite. Tout le lobe supérieur est hépatisé en rouge foncé,
pneumonies partielles dans les lobes supérieurs et moyens.
Le poumon gauche est seulement un peu engoué à sa base.

———

Garçon de 5 ans. — Purpura-hemorrhagica; pneumonie
partielle. — Toux; respiration puérile; râle sous-crépitant
des deux côtes de la poitrine; percussion sonore; râle sous-
crépitant au sommet et à gauche. — 7 à 8 petits points
pneumonisés dans les deux poumons.

———

Garçon âgé de 33 mois. — Mort des suites de la variole.
— Peu de toux; un peu d'oppression; engouement circonscrit au sommet du poumon droit, engouement vers la
partie postérieure des lobes inférieurs gauche et droit et
dans l'étendue de 2 ou 3 pouces. Muqueuse aérienne pâle.

———

Garçon de 4 ans — Mort de la variole. — Peu de toux;
engouement de la partie postérieure des deux poumons.

———

Garçon âgé de 2 ans. — Mort de la variole; toux assez fréquente, oppression; muqueuse aérienne pâle; engouement vers la base du poumon gauche.

Garçon âgé de 9 ans. — Mort de variole; toux fréquente; muqueuse aérienne un peu rouge dans les intervalles des cerceaux cartilagineux. Pneumonie partielle à droite et à gauche inférieurement.

Garçon âgé de 3 ans (toussait peu, pas d'autre symptôme), pneumonie partielle à gauche.

Garçon de 28 mois. — Mort de variole ; auscultation et percussion sans résultat; peu de toux; à la base du lobe inférieur droit, un pouce de tissu pulmonaire altéré de façon à simuler la substance corticale du rein; muqueuse aérienne pâle.

Garçon de 14 ans. — Pleurésie avec épanchement et engouement des deux poumons; péritonite; gastro-entérite.

Garçon de 3 ans. — Croup ; pleuro-pneumonie gauche. Toux; sifflement bronchial; pas d'expansion pulmonaire à gauche. Lobe inférieur gauche hépatisé et revêtu de fausses membranes.

Garçon de 3 ans. — Croup ; pleuro-pneumonie gauche. Toux, sifflement bronchial; pas d'expansion pulmonaire à gauche. Lobe supérieur gauche sain; lobe inférieur pneumonisé, revêtu de fausses membranes.

Garçon de 2 ans. —Entéro-colite; dysenterie; variole ; toussait peu. —Rien à la perscussion ni à l'auscultation.— Muqueuse aérienne pâle. —Pneumonies partielles droites

---

Garçon de deux ans , mort d'une variole compliquée de dysenterie; peu de toux. —Muqueuse bronchique pâle. — Poumons partiellement engoués et carnifiés.

Garçon de trois ans.—Pleuro-pneumonie droite. —Engouement du poumon gauche. —Toux fréquente; pas d'expansion; matité à droite.

Garçon de deux ans et demi. —Tubercules pulmonaires; pleuro-pneumonie gauche ; trois petites cavernes dans le poumon gauche et au sommet du lobe inférieur. —On n'aperçoit pas de communications avec les bronches. —Gargouillement à gauche , et matité.

Garçon âgé de dix ans. —Toux fréquente ; gêne de la respiration ; râle crépitant à droite. —Fausses membranes et épanchement à droite ; hépatisation rouge et grise du lobe inférieur du poumon de ce côté ; poumon gauche sain.

Garçon de deux ans et huit mois. —Injection des plèvres costales ; fausses membranes et épanchement des deux côtés. —Pneumonies partielles des deux côtés. —Muqueuse des voies aériennes un peu rose. —Toux ; oppression.

Garçon âgé de deux ans et demi. —Toux fréquente ; percussion et auscultation sans résultat à l'origine de la maladie ; puis vers la fin , râle crépitant des deux côtés ; ganglions bronchiques rouges, peu développés. —Muqueuse aérienne pâle. —Lobe inférieur gauche carnifié ou plutôt rénifié ; même altération supérieurement et dans l'étendue de deux pouces ; poumon droit sain.

Garçon de deux ans. —Toussait depuis deux mois ; toux sèche. — Pneumonies partielles (rénification) dans les deux poumons. —Pas d'autres lésions.

Garçon de deux ans et demi. —Toux fréquente ; matité et peu d'expansion pulmonaire à droite. —Un peu de sérosité jaunâtre dans la plèvre droite ; les deux tiers du poumon droit sont pneumonisés ; reste sain.

Fille âgée de dix ans. —Gibbosité. —Toux fréquente ; râle sonore à gauche sous l'aisselle et la clavicule ; pouls , 140 pulsations. —Muqueuse aérienne pâle ; bronches dilatées. —Pneumonies partielles doubles.

Fille âgée de sept ans. —Toux ; symptômes ataxiques ; diarrhée. —Gangrène du poumon. —Cerveau , rien.

Fille âgée de huit ans. —Gastro-entérite. —Pneumonie. —Gangrène du poumon.

Garçon de deux ans. —Bronchite ; pleuro-pneumonie droite.

———

Fille âgée de deux ans. — Tubercules pulmonaires.— Pneumonie double; croup.

———

Fille âgée de quatre ans.—Hydrocéphale aiguë.—Pneumonie droite ; toux sèche.

———

Fille âgée de quatre ans. —Hydrocéphale aiguë ; gastro-entérite ; pneumonie droite ; toux profonde.

———

Fille âgée de douze ans.— Encéphalite ; pleuro-pneumonie double ; toux.

PHTHISIES.

PREMIERE PARTIE.

DE LA

DÉGÉNÉRESCENCE TUBERCULEUSE EN GÉNÉRAL,

ET DE CELLE DES GLANDES BRONCHIQUES

EN PARTICULIER (*).

Les glandes bronchiques sont situées autour des bronches et s'étendent depuis la bifurcation de la trachée artère jusque dans le tissu même des poumons, où elles s'enfoncent en diminuant peu à peu de volume. Leur nombre est inconstant et toujours considérable. L'opinion de Senac et de Portal sur la structure et les fonctions particulières de ces organes, est peu accréditée aujourd'hui, et l'on admet presque généralement qu'il existe, ainsi que le pensait Haller, une parfaite analogie entre ces ganglions et les autres glandes lymphatiques. La coloration de ces dernières présente bien quelques variétés suivant les différentes régions du corps où on les examine ; mais celle des glandes bronchiques offre ceci de particulier que, chez l'homme et la plupart des animaux domestiques, elle varie à diverses époques de la vie ; ainsi, rougeâtres dans l'enfance, ces glandes deviennent

---

(*) Comprenant un mémoire qui a obtenu en 1830 une médaille de la Société médicale d'Émulation,

brunes vers l'adolescence ; et enfin , chez l'adulte et le vieillard , imprégnées d'une quantité plus considérable de carbone , elles acquièrent une teinte noirâtre. Elles sont aussi pourvues d'une enveloppe membraneuse ou kyste ; elles ont une forme ovoïde , et la consistance de leur tissu est molle ; enfin ces organes glanduleux reçoivent pareillement des vaisseaux lymphatiques , savoir : directement ceux du poumon et des bronches , et par anastomose ceux des plèvres , du péricarde , du cœur et des parois de la poitrine.

Les ganglions bronchiques sont susceptibles de s'affecter lorsque les causes morbifiques portent leur action sur le système auquel ils appartiennent, ou sur les organes aux fonctions desquels ils sont associés.

L'inflammation de ces glandes est très rare suivant Laennec : proposition vraie, considérée d'une manière relative , mais qui ne saurait l'être si l'on veut l'admettre d'une manière absolue. Rarement, en effet, chez les adultes , même après des bronchites et des pneumonies qui se sont beaucoup prolongées , trouve - t - on quelque changement appréciable dans l'état de ces glandes, tandis qu'il n'en est pas ainsi chez les enfants ; car rarement , au contraire , dans le jeune âge, les ganglions bronchiques tardent-ils à s'enflammer quand une cause irritante a porté son action sur un organe du sein duquel partent des vaisseaux lymphatiques en relation fonctionnelle avec eux.

Cette inflammation est ordinairement lente , chronique, latente. Sous son influence, le tissu ganglionaire devient , souvent très manifestement , plus rouge et plus ferme ; la glande se tuméfie, se développe, acquiert un volume quelquefois considérable. Les glandes lymphatiques superficielles , chroniquement enflammées , se gonflent , deviennent rénitentes, et sont douloureuses quand on les presse. La situation des glandes bronchiques ne permet pas d'aller à la recherche et de constater l'existence analogue de ce dernier phénomène.

La terminaison par suppuration n'est pas celle que les phlegmasies chroniques, et sur-tout celles des tissus glanduleux, semblent affecter de préférence. La suppuration des ganglions bronchiques est aussi une suite très rare de leur inflammation. Je n'ai jamais rencontré de *véritables* (*) abcès de ces glandes. Laennec dit en avoir trouvé dans *un bien petit nombre de cas.*

La dégénérescence tuberculeuse des ganglions bronchiques est un résultat bien plus fréquent de leur phlegmasie.

Je ne connais que depuis peu de temps la thèse que M. Leblond a soutenu , en 1824, sur la *phthisie bronchique*. Mais du reste, sans prétendre avoir fixé le premier l'attention des médecins sur une maladie encore neuve dans les fastes de la science, les recherches auxquelles je me suis livré, et les observations que j'ai recueillies, me permettront au moins d'ajouter à l'histoire de cette affection quelques faits et quelques considérations qui, peut-être, offriront encore quelque intérêt.

La *phthisie bronchique* est une maladie qui paraîtrait presque réservée à l'enfance. Elle est sur-tout très commune pendant la période de cet âge comprise entre les deux dentitions (**), et sévit par-

---

(*) De la matière tuberculeuse ramollie n'aurait-elle pas été prise quelquefois pour de ces prétendues collections purulentes?

(**) D'après le relevé des observations que je possède, je puis établir

(151)

ticulièrement chez les enfants dont la constitution
est caractérisée par une grande prédominance du
système lymphatique.

Toutes les causes susceptibles de développer outre mesure l'irritabilité des glandes lymphatiques
en général, et des ganglions bronchiques et *pulmonaires* en particulier, disposent ceux-ci à l'inflammation, et à la *tuberculisation*. Telles sont toutes
les causes susceptibles de développer ce que l'on
appelle le vice scrophuleux ; telles sont celles sous
l'influence desquelles se manifestent les inflammations bronchiques et pulmonaires, etc.

Si, par opposition aux effets de l'air salubre des
campagnes, l'on remarque ce qui se passe au milieu de l'air infecte des hôpitaux, on voit dans ces
derniers lieux toutes les affections tuberculeuses y
sévir d'une manière que l'on pourrait appeler endémique. C'est aussi parmi les enfants qui habitent
les villes, des endroits resserrés, peu aérés, des
lieux froids et humides que s'observe le plus fréquemment la phthisie bronchique.

Ainsi que les ganglions lymphatiques du cou se
gonflent, deviennent douloureux, tuberculeux,
etc. (ganglite, ganglite tuberculeuse), par suite
de l'inflammation gingivale qui accompagne la
dentition, par suite d'ophthalmie, d'affections du
cuir chevelu, etc. ; ainsi que des ganglions mésentériques, souvent aussi chez les jeunes sujets, rou-
gissent, se tuméfient, s'imprègnent de matière
tuberculeuse (carreau), par suite d'affections intestinales inflammatoires d'une certaine durée : de

---

que la fréquence relative de cette affection varie dans le rapport de 3 à 1,
suivant qu'on l'observe chez des individus de deux à huit ans, ou de neuf
à quatorze ans.

même des pneumonies ou des bronchites se pro-
longent rarement chez les enfants, sans que les
glandes bronchiques ne s'enflamment consécutivement et ne se transforment en tubercules.

Cette grande susceptibilité, en quelque sorte,
des glandes lymphatiques en général, et des
glandes bronchiques en particulier, vers les premières époques de la vie, peut s'expliquer par
l'activité plus grande alors du système lymphatique. Dans l'enfance, ce système paraît être en
effet l'agent principal de l'absorption intersti-
tielle (*), fonction qui, pendant la virilité et la
vieillesse, paraît être plus particulièrement réservée à l'appareil veineux.

La nécessité de l'inflammation pour la *transformation tuberculeuse* des glandes lymphatiques, a
déjà été reconnue (**) et proclamée : l'origine
inflammatoire d'une pareille transformation paraît
sur-tout évidente dans la *phthisie bronchique*.

L'étude des lésions des glandes bronchiques
permet d'abord de constater l'existence d'un ordre
successif et progressif entre l'état phlegmasique et l'état tuberculeux de ces organes. En com-
parant en effet les résultats cliniques avec les résultats anatomo-pathologiques correspondants à ces
deux états, on remarque qu'à des époques variées
répondent des altérations successivement aussi
différentes. Relativement à la durée de la maladie,
ces époques étant entre elles dans les rapports de
1, 2, 3, à chacune d'elles peuvent se rattacher une

(*) Chez les enfants la dégénérescence des ganglions bronchiques et mésentériques rend presque toujours irrésolubles les inflammations intestinales, pulmonaires et bronchiques.

(**) Broussais rapporte à l'inflammation des vaisseaux blancs, les scro-
phules, les engorgements des ganglions lymphatiques, les tubercules, etc.

des altérations suivantes : 1° coloration plus vive, rénitence , état hypertrophique de l'organe ; 2° les caractères précédents joints à la présence de matière tuberculeuse ; 3° l'absence de toute trace de tissu ganglionaire, partout remplacé par la matière du tubercule. Ainsi, c'était le plus ordinairement chez les enfants qui *avaient toussé* depuis environ un ou deux mois que je trouvais les ganglions bronchiques, *seulement* enflammés ; c'était après deux, trois ou quatre *mois de toux* , que ces glandes m'apparaissaient enflammées et tuberculeuses, et c'était après quatre, cinq ou six mois enfin que je ne trouvais le plus souvent à leur place que des tubercules (*).

L'examen des ganglions bronchiques en partie enflammées, en partie tuberculeux, offre le plus grand intérêt. C'est en pareille circonstance qu'il est, pour ainsi dire, possible de surprendre la cause produisant l'effet ; de saisir, comme au passage, la *dégénérescence tuberculeuse* arrivant à la suite d'un travail phlogistique. Alors , en effet, se trouvent diversement unies et combinées des traces évidentes d'inflammation et des productions de matière tuberculeuse. Tantôt on voit cette dernière occuper la place du quart, du tiers, de la moitie du tissu de la glande ; tantôt il ne reste de celle-ci que le kyste, ou à peine quelques vestiges ; la matière tuberculeuse a presque tout envahi. Là où s'est formé ce *tissu accidentel,* le tissu ganglionaire a disparu, et ses débris restants tranchent d'une manière remarquable par leur coloration , par leur texture, sur la substance blafarde à laquelle ils sont accolés. Une ligne de démarcation bien franche ne sépare pas toujours la partie

---

(*) Ces moyennes ont été établies sur 180 observations.

enflammée de celle qui a subi l'altération tuber-culeuse; assez souvent on trouve, vers la limite commune, une espèce de fusion entre elles, due probablement à la dégénérescence commençante vers ce point du tissu ganglionaire.

A en juger donc par ce que l'on observe en pareille circonstance, et contradictoirement à l'opinion des auteurs, qui, récusant la toute-puissance de la phlegmasie dans la production des tubercules (*), ne voient dans ces corps qu'un tissu accidentel *suî generis*, naissant et se développant, pour ainsi dire, *capricieusement* au sein des organes, ne serait-on pas porté à soutenir que *la matière du tubercule* est le résultat d'une transformation, d'une dégénérescence organique particulière, suite d'inflammation? sorte de *théorème* d'autant plus admissible que, de nos jours, déjà beaucoup d'ana-tomo-pathologistes attribuent une pareille origine au tissu squirrheux, qui, le plus souvent, ne pré-sente pas non plus des traces bien visibles d'orga-nisation, et que l'on avait aussi coutume de ranger parmi les tissus *accidentels sans analogues*.

Ce qui a été dit sur la dégénérescence tuber-culeuse des glandes bronchiques, est d'ailleurs tout-à-fait applicable à l'altération semblable des glandes lymphatiques du mésentère, du cou, etc., etc.; et le résumé suivant d'un certain nombre de faits semble accuser encore l'inflammation dans la production, non seulement des tubercules bronchiques, mais des tubercules pulmonaires (**).

(*) Encore dans ces derniers temps Bayle, Laennec, Louis, etc.

(**) Morton, qui un des premiers donna au mot tubercule l'acception que l'on est d'accord de lui réserver aujourd'hui, regardait les tubercules pul-monaires comme provenant de l'inflammation des glandes lympathiques du poumon; opinion adoptée depuis par Broussais,

Les ganglions bronchiques étaient rouges, développés, etc., en même temps qu'il existait des traces de. . . . . { pneumonie } chez { 18 sujets / bronchite } { 10 *id.* / pleurésie } { 2 *id.* / phthisie } { 2 *id.*

Le tissu de ces glandes était en partie enflammé, en partie remplacé par de la matière tuberculeuse en même temps qu'il existait des traces de. . . . . { pneumonie } chez { 8 sujets. / bronchite } { 5 *id.* / pleurésie } { 2 *id.* / phthisie } { 4 *id.*

Ces glandes, entièrement tuberculeuses, étaient accompagnées de traces de. . . . . . . { pneumonie } chez { 6 sujets. / bronchite } { 5 *id.* / pleurésie } { 0 » / phthisie } { 25 *id.*

A chacune de ces trois séries doit être rattachée l'idée d'une durée différente de la part des maladies qui ont donné lieu à ces altérations diverses. Ainsi qu'il l'a été déjà établi ailleurs, cette durée moyenne doit être évaluée à un ou deux mois pour les affections rangées dans la première série, à trois quatre et six mois environ pour celles placées dans la deuxième et la dernière. Dans ce tableau, il est facile de voir que les inflammations du poumon et des bronches (sans complication de tubercules pulmonaires) dominent dans le premier des trois groupes qui le composent; que plus tard (2ᵉ série), ces inflammations diminuent en certaine proportion, tandis que les tubercules pulmonaires deviennent plus fréquents; enfin qu'à une époque plus reculée encore (3ᵉ série), la phthisie pulmonaire est l'affection la plus commune. J'observerai en outre qu'à l'exception de huit, tous les individus chez lesquels existaient simultanément des tubercules bronchiques et pulmonaires avaient présenté d'ailleurs des preuves cadavériques d'inflammations du poumon, des bronches ou des plèvres ; que la plupart, durant leur vie, avaient été disposés aux *rhumes* ; que tous, sans exception, avaient *toussé* pendant le cours de leur dernière maladie (… et il est hors de doute, d'après Laennec même, que des bronchites peuvent exister sans laisser de traces après elles).

On a dit, il est vrai, que les tubercules pulmonaires avaient été rencontrés chez des individus qui n'avaient *jamais* eu de bronchites, de pneumonies, etc…, qui n'avaient enfin jamais toussé ! Mais est-il possible d'affirmer que, dans les cas même où des tubercules pulmonaires n'ont été précédés ni d'hémoptysies, ni de symptômes d'inflammation des organes respiratoires, il n'ait pas existé néanmoins un état antécédent de phlegmasie ou de congestion, consistant dans des pneumonies *partielles lobulaires*, lesquelles peuvent ne donner lieu qu'aux symptômes d'une simple bronchite très légère, ou même à aucun symptôme ! c'est ce que remarque très bien M. Andral, et c'est aussi ce qu'avait observé Franck.

Mais d'ailleurs, en n'admettant même pas ce qui, du reste arrive le plus communément, c'est-à-dire, que la phlegmasie d'un viscère ou de ses annexes ait précédé l'inflammation qui s'est allumée dans les glandes lymphatiques, associés par leurs fonctions à cet appareil organique, l'irritabilité du système lymphatique en général, et des ganglions lymphatiques en particulier, pouvant être augmentée d'une matière primitive, essentielle (tempérament lymphatique scrophuleux), par suite de

ce surcroît d'irritabilité, peut arriver l'inflammation, la *tuberculisation* de ces glandes ; et l'on
peut concevoir ainsi comment, par une sorte
d'extension de la *maladie scrophuleuse*, peuvent se
développer des tubercules pulmonaires chez des
individus même qui ont été exempts en tout temps
d'inflammations pulmonaires, qui enfin n'ont jamais toussé.

Les recherches anatomiques, il est vrai, n'ont
pu démontrer l'existence de glandes lymphatiques
au sein du tissu pulmonaire. L'on sait bien les
glandes qui environnent les bronches jusqu'à leur
entrée dans les poumons ; mais, diminuant alors
sans cesse de volume, elles échappent bientôt à
la vue. La ténuité des glandes lymphatiques pulmonaires leur permetterait-elle de se soustraire à
nos moyens d'investigation ? Les granulations
décrites par Bayle ne seraient-elles pas elles-mêmes
de ces glandes gonflées, hypertrophiées, ayant subi
quelque modification morbide (*) ? Je serais très
porté à le croire.

Ces granulations, examinées à la loupe, apparaissent sous la forme de petits corps obronds,
sémi-transparents, de couleur grisâtre, de la
grosseur environ d'un grain de millet ou de che-
nevis ; ils sont enveloppés par une membrane, à
la surface de laquelle se dessinent souvent quelques
vaisseaux. La présence de ces corps se lie très
fréquemment à l'existence simultanée d'affections

(*) J'ai tenté plusieurs fois d'injecter les vaisseaux lympathiques qui
rampent à la surface de la tranchée, dans des cas où les poumons étaient
comme farcis de granulations, de tubercules miliaires et de tubercules plus
volumineux. La difficulté de trouver, d'isoler, de piquer ces vaisseaux
lymphatiques et très-grande ; les instruments dont je me servais étaient très
imparfaits ; aussi mes tentatives ont-elles été sans succès : je ne les cite ici
qu'afin d'engager des mains plus habiles à les renouveler.

(158)

scrophuleuses *proprement dites*, et, ainsi que ces dernières, ils s'observent peu dans l'enfance avant la première dentition, et se rencontrent très rarement aussi chez les adultes et chez les vieillards. Comme les glandes lymphatiques, les granulations se transforment en tubercules, et cette dégénérescence commence aussi, le plus souvent, par leur partie centrale. Au reste, ce n'est que dans certains cas seulement que ces glandes acquièrent, par suite de la phlogose, le volume qu'on leur connaît, quand elles apparaissent sous forme de granulations : il paraîtrait que plus fréquemment elles se transformeraient en tubercules au fur et à mesure que l'inflammation les aurait gagnées, et sans avoir acquis préalablement un certain degré d'hypertrophie ; ce qui expliquerait pourquoi il arrive que l'on rencontre parfois des tubercules très petits dans un poumon, sans qu'on y trouve de granulations.

Quels sont les symptômes de la phthisie bronchique ? Si, pour répondre à cette question, l'on ne consultait que son imagination, que des idées déjà émises, etc., en se rappelant le siége qu'occupent les ganglions bronchiques, les parties dont ils sont entourés, en songeant au volume énorme qu'acquièrent parfois ces glandes tuberculeuses, l'idée de compression ne pourrait manquer de se présenter à l'esprit ; et quel nombre de phénomènes remarquables ne pourrait naître de cette cause imaginaire ! Je m'étais en effet figuré que les ganglions bronchiques et les différentes glandes lymphatiques du thorax, développés et tuberculeux, *devaient*, dans certains cas, comprimer quelques gros vaisseaux vers leur origine ; que de cette gêne apportée au cours du sang *devaient* résulter quelquefois des dilatations, des hypertrophies de l'organe central de la circulation , etc., etc. J'avoue même qu'un examen plus superficiel, s'il s'était joint à ces idées préconçues , m'aurait infailliblement conduit à l'erreur; voici les faits :

1re *Observation.*

Un enfant entra le 18 juin 1826 à l'hôpital réservé aux malheureux de cet âge. Il était pâle, avait la figure bouffie, les membres infiltrés ; il avait eu des *croûtes* à la tête, des *glandes engorgées* au cou; il était *malade* depuis long-temps, toussait depuis plusieurs mois.

Respiration gênée, abdominale; oppression très grande; râle ronflant des deux côtés de la poitrine ; battements du cœur, forts et très étendus; chaleur de la peau, naturelle; pouls régulier, battant 76 fois par minute..... Tels furent les renseignements que l'on obtint et les symptômes les plus saillants que l'on observa. Cet enfant mourut le 9 septembre suivant.

A l'autopsie, on trouva plusieurs onces d'une sérosité transparente et jaune, épanchée dans les deux côtés du thorax. La surface interne de la trachée et du larynx était injectée; cette coloration ne s'étendait pas jusque dans les divisions bronchiques; mais ces dernières étaient enduites d'un mucus puriforme. Les trois lobes du poumon droit étaient adhérents entre eux; le lobe moyen seul, vers la partie postérieure, était hépatisé; les deux lobes pulmonaires gauches adhéraient pareillement (adhérences anciennes); un seul point, vers la pointe inférieure du lobe supérieur, se précipitait au fond d'un vase plein d'eau. Les ganglions lymphatiques, situés sur les côtés du cou et sur les côtés de la trachée, étaient développés et en partie rouges et tuberculeux; les ganglions pré et inter-bronchiques étaient très volumineux et entièrement tuberculeux. Le cœur était deux fois gros comme le poing de l'enfant, ses cavités se trouvaient remplies de caillots de sang d'un noir violet ; des tubercules volumineux entouraient l'origine des gros vaisseaux; d'autres, en assez grand nombre, étaient placés entre le tronc innominé et la veine-cave; cependant nulle compression réelle n'en résultait.

2e *Observation.*

Herpin (Geneviève), âgée de 9 ans, entra le 18 avril à l'hôpital des Enfants malades. Cette petite fille pâle, blonde, faible, avait eu des croûtes à la tête et des glandes engorgées-au cou, elle toussait depuis un an, et avait maigri beaucoup depuis 4 mois.

Peau froide, toux fréquente; pas de sommeil, battements du cœur, étendus et tumultueux; douleur vers la région précordiale; pouls petit, fréquent, irrégulier; extrémités froides; oppression; lèvres violettes. La poitrine était sonore, mais l'on n'entendait pas d'expansion pulmonaire à droite. Mort le jour de l'entrée à l'hôpital, à 11 heures et demie du soir.

Autopsie cadavérique.

Volume du cœur, très grand (deux fois le poing de l'enfant); dilatation des cavités gauches de cet organe.

Ganglions pré et interbronchiques volumineux et tuberculeux, mais ne comprimant aucun vaisseau.

Il serait inutile de citer longuement ici d'autres observations dans lesquelles les ganglions lymphatiques des bronches, ceux situés sur les côtes de la colonne vertébrale, ceux du médiastin, dans lesquelles les glandes gastro-hépatiques, gastro-spléniques, etc., étaient entièrement dégénérées, avaient acquis un volume très grand, sans qu'il fut apporté aucune gêne à la circulation.

Des recherches m'ont pareillement convaincu que les ganglions bronchiques, tuberculeux et développés, ne sauraient comprimer au point de les aplatir les tuyaux bronchiques; que par conséquent les dilatations des ramifications bronchiques (assez fréquentes d'ailleurs chez les enfants), ne peuvent être regardées comme un effet secondaire de cette prétendue compression, qui, elle même , *ne peut s'annoncer ni par un sifflement particulier , ni par une respiration saccadée.*

La douleur pré-sternale appartient plus spécialement à la symptomatologie des bronchites.

Les lésions des glandes lymphatiques des bronches , ont pour effet principal de s'opposer à la résolution des phlegmasies des organes de la respiration: de disposer à ces phlegmasies, et de favoriser le développement des tubercules pulmonaires ; témoin la ténacité , la lenteur des inflammations de poitrine chez les enfants , si disposés d'ailleurs à ces lésions ; témoin la fréquence des récidives à leur âge , et la fréquence toute particulière chez eux des tubercules pulmonaires (*).

Les tubercules une fois développés, l'inflammation qui les a produits paraît quelquefois s'éteindre : ils restent comme stationnaires pendant un temps variable , ou du moins leur marche paraît être très lente; mais sous l'influence de l'inflammation d'un organe voisin , ils font en peu de temps de rapides progrès.

Des tubercules bronchiques peuvent acquérir un volume assez considérable (celui d'un petit œuf de poule, par exemple,) sans produire (à cause de leur situation respective) le moindre déplacement autour d'eux. Mais le développement extraordinaire de quelques-uns de ces organes altérés , peut cependant occasioner , dans certains cas , le retrait

---

(*) M. Guersent pense que les cinq sixièmes des enfants qui succombent dans son hôpital, présentent des tubercules. Il croit que, dans les hôpitaux sur-tout , le tiers au moins des enfants meurent phthisiques. Bayle, tout en admettant qu'il *meurt sur-tout beaucoup de phthisiques à cette époque de la vie comprise entre la vingtième et la quarantième année,* croyait que le tiers des enfants succombaient de la phthisie ; ce serait le cinquième suivant Sydenham.

des parties voisines, lorsque la mobilité de ces parties le permet (*).

Les ganglions bronchiques dégénérés contractent en général de nouvelles adhérences avec les parties circonvoisines, ou resserrent seulement leurs adhérences naturelles, et des perforations, s'établissant vers les nouveaux points de contact ou vers les points de contact devenus plus intimes, en sont les suites, pour ainsi dire, habituelles. Toutefois ces ouvertures accidentelles, et par conséquent les phlegmasies ulcératives qui les produisent, ne se manifestent le plus communément qu'après le ramollissement de la matière tuberculeuse. Mais aussi, c'est quand l'organe glanduleux malade ne tend pas à comprimer les parties environnantes; car alors, bien que la période de ramollissement des tubercules, soit généralement hâtée par toute inflammation voisine, l'on trouve encore la glande tuberculeuse (**) à l'état de crudité, quand déjà ont eu lieu les adhérences et perforations dont il est question.

Ayant rencontré, vers la bifurcation des bronches, des kystes revenus sur eux-mêmes, passés à l'état osseux ou cartilagineux, contenant de la matière crétacée, etc., je serais porté à croire que quelquefois la matière tuberculeuse ramollie des ganglions bronchiques puisse être absorbée en partie ou en totalité. Mais dans la grande majorité

(*) C'est ainsi que j'ai trouvé deux fois l'œsophage, visiblement et *seulement* déjeté.

(**) Ainsi que le prétendent certains pathologistes, ne faut-il voir autre chose que l'effet de la mortification du tubercule dans le ramollissement de celui-ci? La vie ne semble-t-elle pas bien plutôt présider encore à cette sorte de fonte purulente? J'ai introduit un *tubercule cru* dans le tissu cellulaire sous-cutané d'un animal. Ce tubercule a produit l'inflammation et la suppuration des parties vivantes qui l'entouraient, mais il ne s'est point *ramolli.*

des cas, cette matière tend à être évacuée par les perforations qui s'établissent ainsi qu'il a été dit plus haut. Ces ouvertures qui lui donnent passage, se remarquent principalement sur les bronches (ce qui, du reste, se conçoit aisément, d'après les rapports anatomiques de ces tuyaux aérifères avec les ganglions bronchiques); cependant elles s'observent aussi vers d'autres points. Ces différents résultats, ainsi que les phénomènes, les terminaisons et les accidents divers qui s'y rattachent, vont être exposés au moyen et à la suite des observations suivantes (*).

1re Observation.

Perforation d'une division bronchique.

Copa (Catherine), âgée de six ans, fut admise le 12 juillet 1827, à l'hôpital des Enfants. Cette petite fille, pâle, maigre, chétive, était *très sujette à s'enrhumer*. Elle toussait depuis deux mois lors de son entrée à l'hôpital.

Pouls, 110 pulsations par minute; peau chaude; râle crépitant inférieurement et du côté droit de la poitrine; matité à la percussion pratiquée vers ce point; l'expansion pulmonaire était d'ailleurs moins franche à droite que du côté gauche de la poitrine; toux fréquente, profonde; pas d'expectoration; oppression très grande; faiblesse extrême: mort le 10 octobre 1827.

Autopsie. Plusieurs adhérences, et qui paraissaient anciennes, réunissaient à droite les deux feuillets de la plèvre et les trois lobes du poumon ; le poumon droit offrait des traces nombreuses de *pneumonies partielles*, et des tubercules en assez grand nombre existaient dans son tissu. Des tubercules moins nombreux et quelques traces de phlegmasie étaient disséminés dans le poumon gauche. La membrane muqueuse de la trachée et des bronches était injectée, mais seulement dans l'intervalle des cerceaux cartilagineux. Les bronches contenaient quelques mucosités vis-

---

(*) Pour éviter de trop longs détails, je ne donnerai qu'un aperçu des symptômes principaux.

queuses et rougeâtres. Les ganglions pré et inter-bronchiques étaient volumineux et tuberculeux. Une masse considérable, résultant de la réunion de plusieurs de ces ganglions tuberculeux, existait au-devant des bronches droites; nulle compression n'en résultait évidemment ; mais une perforation avait établi une communication entre la seconde division de la bronche droite et un ganglion bronchique dégénéré. Les bords de cette ouverture étaient rouges ; elle-même se trouvait en partie bouchée par un grumeau de la matière tuberculeuse ramollie contenue dans le kyste ganglionaire.

2ᵉ *Observation*.

Perforation d'une division bronchique.

Milet (Anastase) , âgé de deux ans, fut apporté le 8 juin 1826, à l'hôpital des Enfants. Il toussait depuis quatre mois; sa maigreur était très grande, sa faiblesse extrême ; il ne marchait pas encore. Cet enfant n'avait eu , du reste, ni croûtes à la tête , ni glandes engorgées au cou.

Pouls fréquent et petit; peau froide ; toux non accompagnée d'expectoration : plus tard , diarrhée , dépérissement. La respiration de ce malade avait toujours paru gênée et fréquente, mais nul signe particulier n'avait pu être déduit au moyen de la percussion et de l'auscultation de la poitrine. La mort survint le 26 juin , à la suite de quelques mouvements convulsifs généraux.

Autopsie. Quelques cuillerées de sérosité transparente étaient contenues dans la grande cavité de l'arachnoïde ; la voûte à trois piliers et la cloison étaient peut-être un peu molles; les ventricules latéraux renfermaient environ une demi-once de sérosité.

Thorax. La membrane muqueuse des voies aériennes était pâle dans toute son étendue. Les ganglions pré et inter-bronchiques , avaient acquis, pour la plupart, le volume d'une grosse noix ; cinq à six de ces ganglions , entièrement transformés en tubercules, présentaient vers leur partie centrale quelques stries rouges, qui semblaient être les derniers vestiges du tissu ganglionaire. Vers la racine du poumon droit, à la partie interne et inférieure du lobe supérieur, et dans le tissu pulmonaire même , furent trouvés deux ganglions volumineux et tuberculeux , accolés à une division bronchique droite qui présentait une perforation de trois à quatre lignes d'étendue. Cette ouverture, dont les bords étaient pâles et frangés, établissait une communication entre le tubercule et le rameau bronchique. La matière tuberculeuse de la glande dégénérée s'écrasait encore très difficilement sous le doigt. Une portion du tissu du même lobe pulmonaire, celle qui se trouvait contiguë aux ganglions dégénérés, était hépatisée au premier degré, et se trouvait parsemée de tubercules miliaires. Les deux autres lobes de ce poumon étaient sains. Le poumon gauche présentait quelques granulations disséminées vers la périphérie et le sommet du lobe supérieur.

Vers l'S iliaque et la partie supérieure du rectum, se remarquait une injection sous forme d'arborisations.

Dans la première de ces deux observations, l'inflammation du kyste de la glande, l'adhérence plus intime contractée avec la bronche voisine, et l'ulcération d'où est résultée l'ouverture de communication, etc., paraissent avoir suivi le ramollissement de la matière tuberculeuse; tandis que, dans la seconde observation, ces différents phénomènes semblent évidemment avoir précédé la dernière période d'altération du ganglion dégénéré. Dans le second de ces cas, en effet, la matière tuberculeuse se trouvait dans un état peu éloigné de la période de crudité, et la situation particulière du tubercule permet de concevoir comment, par le fait seul de la compression qu'il tendait à exercer sur l'organe voisin, est résultée d'abord une adhérence plus *immédiate*, plus *serrée* entre son kyste et le tuyau bronchique pressé, et plus tard une ulcération, une perforation vers le point de contact.

De ces faits et de plusieurs autres que j'ai également recueillis, je puis déduire que la *phthisie bronchique*, lors même qu'elle a produit la perforation des bronches, ne donne lieu à aucun symptôme particulier.

Établir au contraire qu'en pareil cas, l'absence de la *pectoriloquie* et l'expuition de fragments de matière tuberculeuse doivent suffire pour éclairer le diagnostic, serait se livrer à des inductions théoriques qui ne seraient que spécieuses. L'observation clinique apprend, en effet, que les enfants ne crachent presque jamais, et que la *pecto-*

riloquie, phénomène déjà peu commun chez les adultes., est encore plus rare chez eux ; que plusieurs raisons déjà expliquées empêchent le plus souvent d'ailleurs de profiter des avantages de l'auscultation.

1re *Observation.*

Perforation d'une bronche et de l'œsophage.

Moreau (Madeleine), âgée de six ans, fut reçue à l'hôpital des Enfants, le 24 juillet. Elle avait des glandes engorgées au cou, *s'enrhumait facilement* et toussait *depuis plusieurs mois*; mais depuis huit jours seulement elle était alitée. Depuis cette époque elle éprouvait de la céphalalgie; elle avait de la fièvre, toussait beaucoup, et de temps à autre vomissait.

Stomatite gangréneuse; pouls, 120 pulsations par minute (à son maximum de fréquence). Peu de diarrhée; toux fréquente; pas d'expectoration ; râle crépitant et muqueux à droite; matité légère en arrière, du même côté de la poitrine. Mort, le 14 août.

Autopsie.

Thorax. Adhérences intimes des deux feuillets de la plèvre vers les deux tiers inférieurs du poumon droit; quelques adhérences semblables existaient à gauche. Le lobe supérieur du poumon droit était postérieurement *hépatisé en gris.* La membrane muqueuse de la trachée et des bronches était généralement pâle. Sur la bronche gauche, à un demi-pouce de la bifurcation trachéale, existait une perforation arrondie, d'une demi-ligne de diamètre, communiquant avec une autre perforation alongée de haut en bas, à bords lisses et pâles aussi, siégeant sur l'œsophage. Cette dernière avait une ligne et demie d'étendue ; elle se trouvait de deux lignes plus élevée que la précédente : elle s'abouchait néanmoins avec elle, mais au moyen d'un kyste intermédiaire, vide, formé d'un tissu résistant, comme fibreux, et dont la surface interne offrait une coloration d'un brun rougeâtre. Ce kyste, dont le diamètre pouvait être évalué à trois ou quatre lignes d'étendue, avait, selon toute apparence, appartenu à un ganglion bronchique dégénéré, dont la

matière tuberculeuse ramollie s'était échappée par les ouvertures accidentelles qui ont été remarquées. La plupart
des autres ganglions bronchiques étaient légèrement hy-
pertrophiés et d'un rouge foncé ; plusieurs se trouvaient en
outre partiellement tuberculeux.

Huit mois avant son entrée à l'hôpital, cet enfant, nous
apprit-on , avait été malade; il avait toussé, il avait vomi...
Les perforations que nous avons trouvées, et dont les bords
n'offraient nulle trace de phlegmasie récente , remonte-
raient-elles à cette époque ?

2e *Observation.*

Perforation d'une bronche et de l'œsophage.

Thomas (Élisa-Perrette), âgée de trois ans , fut admise
à l'hôpital le 20 décembre 1827. Elle était affectée d'une
luxation spontanée de la cuisse droite. Elle *toussait* et n'é-
tait pas bien portante depuis quatre mois; elle maigrissait
depuis cette époque , mais depuis un mois *la toux* était
beaucoup augmentée.

Dans les premiers temps de son séjour à l'hospice, son
pouls ne battait que 96 fois par minute ; sa toux était médiocrement fréquente et non suivie d'expectoration ; le
bruit respiratoire, non mêlé de rale , s'entendait bien partout, et la percussion de la poitrine était également sonore.
Plus tard , quelques vomissements eurent lieu ; la figure
s'altéra ; la fièvre augmenta ; l'expansion pulmonaire devint peu franche de chaque côté de la poitrine , et s'accom-
pagna d'un peu de râle difficile à caractériser ; enfin un flux
diarrhéique vint augmenter l'affaiblissement général , et la
mort arriva le 28 décembre.

Autopsie.

Thorax. Les ganglions bronchiques étaient volumineux
et tuberculeux , quelques-uns ramollis à leur centre. La
membrane muqueuse du larynx et de la partie supérieure
de la trachée-artère était pâle ; celle de la fin de ce canal
et des bronches offrait une coloration d'un rouge piqueté.
Sur la bronche droite , à un demi-pouce de la bifurcation ,
existait une large perforation à bords irréguliers et rouges,
communiquant directement avec un ganglion bronchique

tuberculeux et ramolli, et communiquant aussi, mais d'une manière indirecte, avec l'œsophage au moyen d'une ouverture accidentelle, d'une ligne et demie de diamètre, à bords lisses et colorés en rouge, établie sur ce conduit en regard de la précédente. Les deux poumons contenaient des granulations. Le lobe inférieur du poumon gauche offrait plusieurs traces d'une phlegmasie disséminée çà et là dans son tissu (hépatisation rouge).

———

Il serait plus que superflu de rapporter encore ici au long deux observations tout-à-fait comparables à celles que l'on vient de lire. Ces quatre faits ont été recueillis à l'hôpital des Enfants malades, et pendant le cours des années 1826 et 1827, de façon qu'il est en quelque sorte possible de se faire une idée du degré plus ou moins grand de fréquence de semblables résultats. En effet, le nombre des individus compris annuellement dans le service des maladies aiguës de cet hôpital, est, terme moyen, de trois cents. Sur ce nombre de malades les deux tiers guérissent, un tiers environ succombe, et chez les quatre cinquièmes de ceux qui meurent, on trouve des lésions du côté des organes de la respiration. Cent soixante individus ont donc, terme moyen, durant les années 1826 et 1827, présenté de semblables lésions ; or, comme parmi ces cent soixante individus, chez quatre seulement se sont rencontrées de ces doubles perforations dont il a été question, le rapport de 4 à 160 ou de 1 à 40 peut donc servir à exprimer la fréquence relative de tels résultats.

Rien n'est moins rare que de voir vomir les enfants pendant le cours de toutes leurs *affections de poitrine*. Le vomissement ne peut donc être considéré comme symptôme de communication accidentelle, établie entre les bronches et l'œsophage. J'étais disposé à croire que, quand il

(169)

existait *cette disposition morbide*, les liquides avalés passant de l'œsophage dans les rameaux bronchiques, devaient provoquer des quintes de toux violentes ; mais j'ai rencontré un pareil état pathologique sur le cadavre d'enfants, qui durant leur vie *n'avaient point toussé après avoir bu* ; tandis que j'ai vu des enfants affectés de simples bronchites, éprouver un besoin irrésistible de tousser après avoir avalé quelques gorgées de liquide.

1re *Observation.*

Perforation de l'artère pulmonaire.

Bervelle (Marie), âgée de 11 ans, avait eu la variole le 14 septembre 1827, et depuis cette époque elle avait conservé de la toux. Elle rentra à l'hôpital des Enfants malades le 14 février 1827 ; on reconnut alors un défaut d'expansion pulmonaire du côté gauche de la poitrine, de la matité et un peu de râle. Cette jeune fille toussait, mais elle était sans fièvre et conservait assez d'embonpoint. Un vésicatoire avait été placé sur la paroi postérieure et externe de sa poitrine ; on lui accordait d'ailleurs la *demi-potion*, et on lui permettait de se lever tous les jours. Le 16 juin, elle était descendue à la lingerie, quand tout-à-coup, dans un moment de gaîté, elle fut prise d'une hémoptysie qui devint promptement mortelle. La respiration demeura suspendue, et les battements du cœur devinrent imperceptibles aussitôt après l'accident. Les artères brachiales, radiales, et carotides continuèrent encore de battre pendant à peu près vingt minutes.

Autopsie le 17.

Cerveau. Rien de remarquable.

Abdomen. Le mésentère, le péritoine ne présentaient non plus rien de particulier. Le tissu du foie était d'une couleur lie de vin, sa consistance molle ; la rate était assez volumineuse ; son tissu était d'un rouge violacé, peu consistant ; à sa surface existaient des granulations blanchâtres, albumineuses, concrètes ; dans son épaisseur se trou-

vaient quelques tubercules miliaires; les reins n'offraient
rien d'extraordinaire.

L'estomac, très-distendu, renfermait beaucoup de sang
fluide, ou réuni en caillots. La membrane muqueuse de ce
viscère ne présentait aucun changement particulier de consistance ou de coloration, et en général tout le canal digestif paraissait exempt de lésions.

Thorax. Le volume du cœur était ordinaire.

A la surface du poumon gauche se remarquaient quelques pseudo - membranes épaisses, résistantes, et selon
toute apparence assez anciennes ; des granulations étaient
répandues dans le tissu de ce viscère ; le poumon droit se
trouvait pareillement entouré, et sur-tout vers sa base, de
fausses membranes, et ses lobes avaient aussi contracté
entre eux des adhérences ; les ganglions bronchiques étaient
volumineux, et la plupart contenaient de la matière tuberculeuse vers leur centre; chez quelques-uns, cette matière était ramollie, tandis que le tissu de la glande environnant, rouge, rénitent conservait encore une épaisseur
assez grande. La membrane muqueuse de la trachée était
pâle; celle des bronches, au contraire, se trouvait fortement injectée. Sur la bronche gauche, au-dessus du point
où elle se divise, existait une perforation de trois à quatre
lignes de diamètre, communiquant avec une perforation
semblable de l'artère pulmonaire, située aussi immédiatement au-dessus du point où ce vaisseau se divise. Ces deux
perforations s'abouchaient dans une caverne creusée au
milieu de glandes bronchiques agglomérées, tuberculeuses et ramollies. Il ne restait pour dernier vestige de quelques-unes de ces glandes que leurs kystes adhérents à la
surface voisine et nullement altérée du tissu pulmonaire.

La perforation de l'artère pulmonaire existait vers sa
partie inférieure, tandis que c'était vers le bord supérieur
de la bronche gauche que se trouvait l'autre ouverture accidentelle.

2ᵉ *Observation.*

Perforation de l'artère pulmonaire.

Marivain (Augustine), âgée de trois ans et demi, avait
eu la rougeole à dix-huit mois ; elle n'avais jamais eu de
croûtes à la tête ni de glandes engorgées au cou. Elle entra
à l'hôpital le 22 décembre 1826 : elle était alors affectée
d'entérite et de bronchite. Après un séjour d'une semaine

à l'hôpital, ses parents voulurent l'emmener. Elle *toussait encore* : elle sortit néanmoins, mais rentra le 2 janvier 1827. A cette époque elle toussait assez fréquemment; son pouls était fébrile; toutefois l'attention du médecin était attirée plus particulièrement du côté du *ventre*, qui était douloureux ; symptôme accompagné de diarrhée. Tout-à-coup, le 29 janvier, à six heures et un quart du soir, cette petite malade éprouva une *hémoptysie foudroyante*. Le sang sortit à flots par la bouche et par le nez, et la mort arriva d'une manière instantanée.

Autopsie le 31 janvier.

Thorax. Les ganglions inter-bronchiques, ceux placés au-devant des bronches et sur la fin de la trachée artère, très-volumineux, étaient transformés en matière tuberculeuse homogène, dense, non ramollie. Toute la membrane muqueuse des voies aériennes présentait une teinte d'un blanc laiteux remarquable. Le poumon droit était parsemé de granulations plus opaques les unes que les autres, et faisant saillie à la surface des tranches du poumon incisé. Un petit caillot de sang était logé dans le larynx ; un semblable caillot se trouvait arrêté à la bifurcation des bronches, et quelques autres se rencontraient çà et là dans les divisions bronchiques gauches. Le poumon, de ce côté, était adhérent par sa face interne avec le côté correspondant du péricarde, et au milieu de cette adhérence se rencontraient quelques concrétions albumineuses, sous forme de granulations. Mais toujours à gauche et vers le bord postérieur et la partie inférieure et interne du lobe pulmonaire supérieur, existait une adhérence de deux ou trois pouces d'étendue, et réunissant les deux feuillets de la plèvre. Sous elle, et dans le tissu pulmonaire situé à sa proximité, se trouvait une vaste caverne (capable de contenir un œuf de poule), tapissée par une pseudo-membrane et entourée par une couche de tissu pulmonaire hépatisé. Cette caverne se prolongeait vers la racine du poumon, et là communiquait avec un kyste bronchique, qui lui-même présentait une ouverture béante par laquelle il était facile d'arriver dans le tronc gauche de l'artère pulmonaire, qui se trouvait perforée vers le point où elle se partage pour se diriger vers chaque poumon.

Abdomen. Quelques mucosités, quelques caillots de lait étaient contenus dans l'estomac, dont la membrane muqueuse, vers le grand cul-de-sac de ce viscère, présentait deux ulcérations à fond pâle , à bords élevés et rougeâtres (grandeur de pièces de cinq sous). Dans le reste de l'étendue de la surface interne de l'estomac, cette membrane , ainsi que dans toute l'étendue en général du canal digestif, n'était point injectée. Les autres organes n'offraient aucune lésion apparente.

Ces deux dernières observations contiennent les détails de faits peut-être inouis encore ; elles prouvent, d'ailleurs, qu'aucun phénomène clinique ne peut faire soupçonner le travail morbide dont le terme s'annonce par une catastrophe aussi subite que funeste (*).

La possibilité d'aussi terribles accidents , la marche latente des lésions qui y donnent lieu, l'impuissance trop prouvée de l'art dans les affections *tuberculeuses*, etc....., toutes ces considérations sont bien de nature à aggraver *le pronostic de la phthisie bronchique*.

Si même dans quelques cas (perforation des bronches , perforation de l'œsophage) il est possible de mettre en doute la nécessité absolue d'une fatale terminaison dans cette maladie , et si l'on peut au contraire concevoir (ce qui du reste n'a pas été observé) une sorte de guérison arrivant par suite de l'évacuation de la matière tuberculeuse ramollie, de la contraction, du resserrement, et enfin de la cicatrisation du kyste et des ouvertures fistuleuses, bien des raisons aussi ne doivent permettre de considérer ces prétendues guérisons que comme partielles , incomplètes et non définitives. Rarement en effet quelques glandes bronchiques se trouvent seules

---

(*) Afin d'abréger , je ne ferai que mentionner ici deux autres observations : dans l'une un kyste bronchique, contenant de la matière tuberculeuse ramollie, communiquait avec une excavation située dans le tissu pulmonaire voisin, et paraissant résulter d'un abcès. Dans l'autre un pareil kyste communiquait aussi avec un abcès semblable, qui, en s'ouvrant dans la cavité de la plèvre, avait donné lieu à un pneumo-thorax et à une pleurésie.

affectées ; et d'ailleurs l'affection de ces glandes, presque toujours consécutive à celle des organes de la respiration, suit ou devance les progrès de celle-ci, de telle sorte enfin que quand, par suite de la phlogose, les ganglions bronchiques sont devenus tuberculeux, souvent à la même époque des tubercules se sont aussi développés dans les poumons (*).

La dégénérescence tuberculeuse des glandes bronchiques est donc une affection toujours très grave, 1° parce qu'elle peut occasioner les accidens les plus funestes; 2° parce qu'elle peut rendre irrésolubles les phlegmasies pulmonaires, bronchiques, etc.; 3° parce qu'elle peut favoriser leur développement, celui des tubercules du poumon ; 4° parce qu'elle peut concourir à l'épuisement du sujet, au développement de la fièvre hectique. Le défaut de signes caractéristiques dans cette maladie, est loin de diminuer la gravité d'un tel pronostic.

On ne peut en effet que soupçonner, tout au plus, l'existence d'un état pathologique des ganglions bronchiques. Cependant de telles conjectures acquerront assez de vraisemblance, quand on aura à se prononcer sut l'état de jeunes sujets offrant les caractères du tempérament appelé lymphatique, présentant des signes de ce que l'on nomme le vice scrophuleux, toussant depuis long-temps, affectés depuis deux ou trois mois, ou plus, de bronchite, de pneumonie, etc.

À peine quelques signes rationnels peuvent-ils donc servir à éclairer le diagnostic de la phthisie bronchique, quelle que soit sa période, quels qu'en soient les degrés.

Ce qui précède doit assez faire comprendre toute

(*) C'est ce que j'ai constaté dans les deux tiers des cas où les glandes bronchiques étaient entièrement transformées en tubercules.

l'importance de la *prophylaxie* relative à l'affection qui nous occupe. Sans rappeler ici les principes hygiéniques sanctionnés par l'expérience, applicables à l'éloignement des causes générales déjà indiquées, j'insisterai particulièrement sur la nécessité de traiter de la *manière la plus complète possible* les phlegmasies pulmonaires, bronchiques et pleurales des enfants; sur le danger, sur-tout à leur âge, de résolutions incomplètes. La continuation, judicieusement prolongée, des moyens propres à obtenir la guérison de ces phlegmasies diverses, est d'autant mieux indiquée, que c'est encore sur l'emploi méthodique des antiphlogistiques qu'il faut le plus compter pour arrêter tout mouvement inflammatoire, qui amène généralement ou accélère le ramollissement des tubercules. Considération importante, puisque l'on ne peut juger d'avance les degrés d'altération des glandes bronchiques; importante encore, puisqu'on a remarqué la coïncidence fréquente des tubercules bronchiques et pulmonaires, et que l'on sait d'ailleurs que la période de crudité des affections tuberculeuses est susceptible de se prolonger quelquefois pendant long-temps, tandis que l'on ne peut que fonder un espoir très incertain sur l'attente dangereuse d'une guérison arrivant à la suite du ramollissement des tubercules.

DEUXIÈME PARTIE.

Il reste peu de choses à dire pour compléter l'histoire de la phthisie pulmonaire proprement dite.

Hippocrate a signalé l'époque de la vie comprise entre la 18e et la 35e année, comme étant la plus sujette à la phthisie : cette cruelle maladie dont aucun âge ne paraît exempt, ne laisse pas que d'être très commune dans l'enfance. Sydenham la considérait comme très fréquente chez les enfants, dont, selon cet illustre médecin, elle moissonnait le cinquième. Bayle pensait que le tiers en était victime : M. Guersent croit que cette proportion est aussi considérable, sur-tout dans les hôpitaux !

Bayle a décrit six espèces de phthisies; mais l'on ne peut qu'admettre avec Laennec qu'il a compris sous une telle dénomination, soit des maladies sans aucune analogie entre elles (la mélanose, l'encéphaloïde du poumon), soit les degrés purs et simples d'une même affection. Il a été précédemment question de la phthisie ulcéreuse, des tubercules miliaires et des granulations pulmonaires, et à l'égard de ces derniers produits, notre opinion diffère assez de celle de l'auteur de l'auscultation médiate, pour que sa comparaison de *fruits verts et de fruits mûrs*, appliquée aux granulations et aux tubercules miliaires, ne nous paraisse que spécieuse.

Les granulations sont disséminées dans le tissu pulmonaire sans être plus communs au sommet qu'à la base des poumons. Elles ne se rencontrent jamais chez les très jeunes enfants, mais seulement, après la première dentition, tandis qu'on a trouvé des tubercules chez les enfants naissants, chez des fœtus. Les granulations diffèrent des tubercules ; je les ai considérées comme le résultat d'un état maladif particulier des glandes lymphatiques du poumon ; tandis que les tubercules résulteraient de la dégénérescence tuberculeuse de ces glandes. Les granulations existent rarement seules, le plus souvent, elles sont accompagnées de tubercules. Les symptômes auxquels elles donnent isolément lieu sont à peine appréciables.

L'auscultation et la percussion sont nulles pour le diagnostic. De l'essoufflement, un peu de toux, un amaigrissement progressif, sans fièvre..... voilà tout ce qu'il a été possible de saisir dans la phthisie granulée essentielle. Cette affection tourne à la longue, pour ainsi dire, en phthisie tuberculeuse, sans toutefois être le passage obligé à cette dernière maladie.

Les tubercules des poumons sont gros ou petits, réunis ou disséminés. Très petits, ils prennent l'épithète de miliaires ; agglomérés, *fondus ensemble*, ils forment ce que l'on appelle l'infiltration tuberculeuse (*).

Certaines régions du poumon paraissent plus favorables à leur développement que d'autres ; telle est la racine des poumons (où abondent évidemment les glandes lymphatiques) et le sommet de ces viscères.

Il serait au moins inutile de s'entretenir de nouveau de la fonte des tubercules, des cavernes du poumon, etc... Tous ces faits d'anatomie et de physiologie pathologiques ont été passés en revue. Je dirai seulement que les bronches qui communiquent avec les cavernes sont quelquefois très dila-

---

(*) M. Andral prétend, d'ailleurs avec raison., que l'on a souvent confondu l'infiltration tuberculeuse avec l'inflammation chronique du parenchyme pulmonaire, que l'infiltration gélatiniforme de Laennec n'est qu'une sécrétion morbide *sui generis*.

tées et épaisses ; que leurs ulcérations , que celles
de l'œsophage , de la trachée , de l'épiglotte sont
rares chez les enfants : Que les altérations variées
et concomitentes d'autres organes prouvent que
les complications de la phthisie sont particulièrement très fréquentes chez eux. Ainsi rencontre-t-on
souvent sur les cadavres des jeunes phthisiques des
traces de phlegmasies gastro-intestinales. Les affections cérébrales , très souvent à cet âge , viennent
suspendre la vie avant que les tubercules pulmonaires aient eu le temps de changer d'état, de
sortir de la période de *crudité*. Une année entière,
à l'hôpital des Enfants et dans le service de
M. Guersent , il a été trouvé des tubercules dans
les poumons de tous les enfants morts de méningite
ou d'encéphalite. Beaucoup de jeunes sujets présentent une sorte de diathèse tuberculeuse : des
tubercules se rencontrent en effet dans presque
tous les organes. (Obs.) J'ai trouvé des tubercules
dans les trois cavités splanchniques , sans que les
poumons en continssent. M. Louis a reconnu l'estomac malade chez les 4/5 des phthisiques ; l'état
gras du foie, chez le tiers. Les lésions de l'intestin
grêle et du gros intestin sont encore plus fréquentes , selon lui. Le ramollissement de la membrane muqueuse de l'estomac, observé par le même
auteur sur le 1/6, environ des phthisiques, est plus
commun encore chez les enfant. Sur les deux
tiers, à peu près, des cadavres de ceux-ci, morts de
phthisie, on rencontre des ulcération vers la fin
de l'intestin grêle, et sur-tout dans le gros intestin :
et dans les deux tiers des cas , environ, on trouve
simultanément des tubercules pulmonaires et
mésentériques. La dégénérescence tuberculeuse du
mésentère est d'ailleurs bien plus commune
chez les enfants que chez les adultes , quoique

MM. Bayle et Louis aient rencontré assez souvent cette altération chez ces derniers. Le foie gras, état très commun chez les enfants, se rencontre sur le quart environ des phthisiques.

Les tubercules disséminées dans les poumons ne donnent lieu à aucune modification, soit dans le bruit respiratoire, soit dans le son rendu par la poitrine. Leur agglomération sous les clavicules ou ailleurs, produit à la percussion (ainsi que les engorgements pneumoniques) une sensation de matité, tandis que le bruit respiratoire se trouve modifié non-seulement vers les points correspondants, mais dans les environs : plus faible vers les points correspondants et accompagnés de quelques craquements dus à des pneumonies lobulaires concomittentes ; par l'effet d'une sorte de respiration supplémentaire, il est devenu comme plus fort dans les régions circonvoisines. Les conditions favorables à la production de la pectoriloquie sont d'autant plus rares chez les enfants, qu'elles sont déjà exigeantes et difficiles chez les adultes. Il faut en effet, dit M. Andral, que la caverne soit vide, qu'elle ne soit ni trop grande, ni trop petite, sans trop d'anfractuosités ; que le tissu pulmonaire ambiant soit induré ; qu'elle soit voisine des parois thoraciques ; que les bronches qui s'y rendent aient un certain diamètre... Enfin, c'est, suivant lui, un phénomène beaucoup plus rare que la bronchophonie. J'ajouterai qu'à moins que la pectoriloquie ne soit *parfaite*, on peut aisément la confondre avec la bronchophonie ; tandis que, d'autre part, il est au moins aussi facile de prendre pour cette dernière la résonnance naturelle de la voix, habituellement grande et forte vers certaines régions, notamment vers le sommet et la racine des poumons, précisément où existent et s'accumulent de préférence les tubercules.

La phthisie conduit souvent les enfants à la dernière période d'épuisement et d'émaciation, bien que les tubercules pulmonaires n'aient point dépassé la période de crudité. Dans ces circonstances ils meurent quelquefois au milieu des quintes de toux, et comme suffoqués, ou plus souvent encore, succombent par suite d'une diarrhée qui est venue augmenter leur dépérissement. Dans d'autres circonstances, enfin, au lieu de cette sorte de desséchement, on observe de la bouffissure, de l'anasarque, ou une ascite, suite fréquente de péritonite tuberculeuse, vient terminer la scène.

Le traitement curatif de la phthisie pulmonaire serait tout-à-fait applicable à la *phthisie bronchique*; mais un tel traitement véritablement efficace est encore l'objet de tous les vœux de l'humanité. *Des moyens* innombrables ont été en effet tour à tour vantés, et malgré tous ces prétendus remèdes, et en dépit de tant d'*arcanes* et de *panacées*, cette funeste maladie, véritable fléau, ne cesse de décimer les populations.

Parmi les nombreuses substances que l'on a préconisées contre les tubercules pulmonaires, l'*iode*, dans ces derniers temps, ayant fixé assez spécialement l'attention des praticiens, je me suis livré à quelques recherches sur le mode d'administration et sur les effets de ce médicament. Je terminerai en rapportant ici sommairement les considérations que j'ai présentées sur ce sujet à l'Académie de médecine en 1828.

Les docteurs Coindèt et Brera ont observé d'heureux effets par suite de l'emploi de l'iode et de ses diverses préparations, dans les engorgements scrofuleux, dans les ganglites tuberculeuses du cou, le carreau, etc., etc. De tels succès ont probablement engagé plusieurs médecins à tenter l'emploi de cette substance chez les phthi-

siques. Quoi qu'il en soit, dans toutes ces circonstances, ce médicament était employé en frictions à la
surface du derme, ou bien il était introduit dans les
voies digestives. Les résultats de cette médication,
quoique beaucoup vantés, ont peut-être déjà contre
eux d'être en petit nombre ; car faute d'essais suffi-
samment répétés, tout ce que l'on a dit sur ce sujet
est peu concluant. Sans doute, l'action irritante que
l'iode, même administré à faibles doses, exerce sur
le tube digestif, action que dénotent la diarrhée, la
chaleur de la peau, la fréquence du pouls, une faim
extraordinaire, un amaigrissement progressif, a
empêché de renouveler plus souvent de semblables
tentatives, non exemptes d'inconvénients dans la
phthisie, où l'extrême susceptibilité des voies digestives explique le danger des irritants, danger encore
signalé dernièrement par MM. Louis, Chomel et
Andral.

Me proposant d'essayer de nouveau les effets de
l'iode contre les tubercules du poumon, mais convaincu du peu d'efficacité de cette substance em-
ployée seulement alors en frictions, et trop certain
du danger résultant de son introduction dans les
organes de la digestion, sur-tout chez les phthisiques, j'ai pensé que, par l'inspiration de *vapeurs
d'iode*, l'on agirait plus immédiatement, plus effi-
cacement peut-être, sur les organes malades, tout
en évitant de léser les voies digestives. Je me suis
rappelé, à ce sujet, que Mascagni disait que si jamais
on découvrait un remède efficace contre ces maladies
de poitrine, ce serait un de ceux qu'on pourrait ap-
pliquer directement au poumon à l'aide de l'inspiration. L'air de la mer que l'on conseillait jadis et
que l'on conseille encore aujourd'hui aux phthisiques, ne leur est-il favorable, que parce qu'il est
chargé de vapeurs iodurées ? Est-ce par suite du dégagement de semblables vapeurs que la phthisie est

restée stationnaire dans une salle où Laennec avait pu accumuler, pendant un certain temps, des varecs?... L'expérience seule pourra permettre de se prononcer davantage à cet égard.

Au moyen d'acide sulfurique et d'hydriodate de potasse, j'ai produit un dégagement de vapeurs d'iode que j'ai fait respirer (*) à des individus présentant tous les signes rationnels de la phthisie. En plongeant des animaux dans une atmosphère pareillement chargée de vapeurs iodurées, je m'étais préalablement assuré de l'innocuité de semblables expériences, et j'avais pu constater l'action bénigne, l'impression peu irritante que produit sur les organes de la respiration un air imprégné de telles émanations. Chez deux malades inspirant plusieurs fois par jour des vapeurs d'iode, j'ai vu diminuer très sensiblement la toux et l'expectoration, la fièvre et les sueurs cesser, l'appétit renaître, s'accroître, et même un peu d'embonpoint survenir. Ces deux femmes toussaient depuis plusieurs mois, avaient eu des hémoptysies : chez l'une il etait facile de reconnaître de la matité vers le sommet du poumon gauche. Chez une troisième, maigre, faible, ayant aussi craché le sang, toussant depuis sept mois, sujette depuis lors à une fièvre vespérale, à des sueurs nocturnes, le même mode de traitement a été employé, mais seulement

---

(*) A cet effet, je me servais d'un flacon à deux ouvertures, dont l'une communiquait avec l'air extérieur, tandis que l'autre se joignait à un tube, à l'extrémité duquel le malade appliquait sa bouche, pour respirer. Une certaine quantité d'acide sulfurique étendu avait été préalablement introduite dans le fond de l'appareil, et chaque jour une certaine dose (depuis un quart jusqu'à un demi-grain) d'hydriodate de potasse y était projetée.

Les inspirations devaient se renouveler quatre, huit ou dix fois par jour, et chaque inspiration devait durer quatre ou cinq minutes.

pendant une quinzaine de jours : cependant la toux était déjà moins fréquente , la malade se sentait mieux , et une diarrhée qui existait depuis quelque temps semblait décroître : ni angine , ni même sensation de chaleur vers la gorge ne s'étaient manifestées chez aucune de ces malades. L'amélioration qui s'était opérée dans l'état de chacune d'elles me remplissait d'espérance , quand je fus obligé de tout suspendre par suite de la fantaisie qu'il prit à l'une d'elles de sortir de l'hôpital ; par suite de querelle , et d'accident , arrivé à une autre; et enfin par suite d'un changement survenu dans le service des salles , où j'avais entrepris de soigner ces diverses malades, ainsi que plusieurs autres dont le traitement était à peine commencé alors. Je m'abstiendrai de citer longuement deux autres faits recueillis dans ma pratique particulière : quoique plus complets que les précédents , ils pourraient paraître peut-être encore moins importants , car ils se rapportent à deux individus qui n'avaient présenté que les symptômes d'une simple bronchite chronique ; laquelle, du reste , chez l'un et l'autre , avait parfaitement cédé à l'action résolutive des vapeurs d'iode.

Ces essais incomplets peuvent tout au plus permettre de prévoir les bons effets des vapeurs d'iode dans les bronchites chroniques; mais ils ne sauraient rendre moins conjecturale l'*action avantageuse* d'un tel moyen à l'égard des tubercules pulmonaires. L'absence des signes bien positifs dans la phthisie pulmonaire tuberculeuse, et par suite l'obscurité , souvent très grande , du diagnostic dans cette affection , exigent le concours d'un grand nombre de faits pour donner quelque valeur à des conclusions fondées elles-mêmes sur l'existence d'une telle maladie.

Il faudrait donc de nouvelles et de nombreuses recherches, afin de pouvoir mieux apprécier un remède douteux encore, mais dont la nouveauté seule est déjà en quelque sorte un mérite dans la thérapeutique en défaut d'une maladie jusqu'à présent incurable.

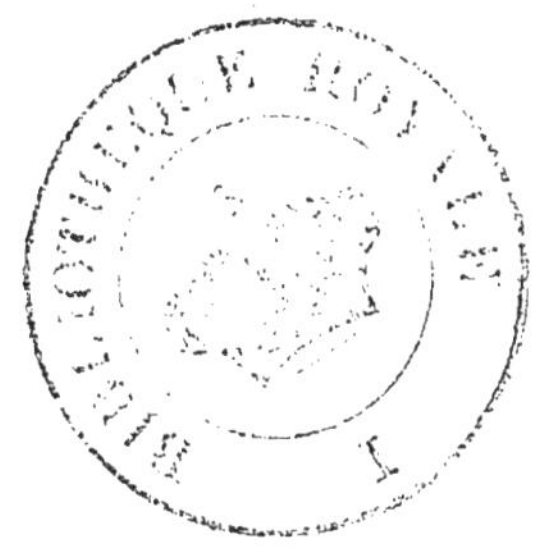

FIN.

IMPRIMERIE D'HIPPOLYTE TILLIARD, RUE DE LA HARPE, N° 88.

ERRATA.

Page 39, ligne 2e, dodynentérites ; lisez : dothinentérites.

www.ingramcontent.com/pod-product-compliance
Ingram Content Group UK Ltd.
Pitfield, Milton Keynes, MK11 3LW, UK
UKHW021051230726
13926UKWH00004B/1784